ÉTUDE

SUR

LE SYCOSIS

PAR

Eugène-Henri CATOIS

Docteur en médecine de la Faculté de Paris,
Licencié ès-sciences naturelles,
Lauréat du prix Le Sauvage (de Caen),
Médaille d'or,
Membre de la Société Linnéenne de Normandie, de Londres,
et de plusieurs Société savantes.

PARIS

A. DELAHAYE et E. LECROSNIER, EDITEURS

place de l'Ecole-de-médecine

1882

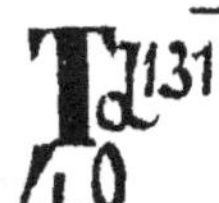

ÉTUDE

SUR

LE SYCOSIS

ÉTUDE

SUR

LE SYCOSIS

PAR

Eugène-Henri CATOIS

Docteur en médecine de la Faculté de Paris,
Licencié ès-sciences naturelles,
Lauréat du prix Le Sauvage (de Caen),
Médaille d'or,
Membre de la Société Linnéenne de Normandie, de Londres,
et de plusieurs Société savantes.

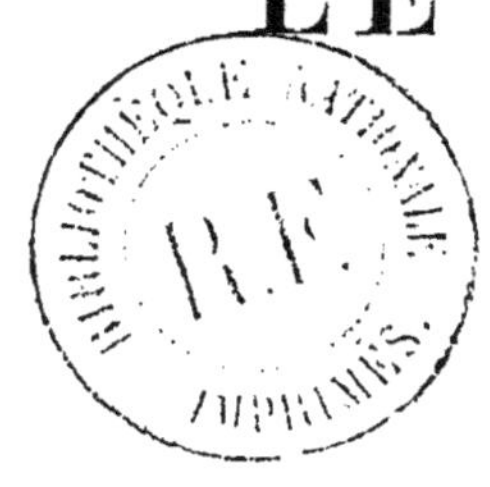

PARIS

A. DELAHAYE et E. LECROSNIER, EDITEURS
place de l'Ecole-de-médecine

—

1882

ÉTUDE

SUR

LE SYCOSIS

AVANT-PROPOS.

« Quel que soit le jour sous lequel vous envisagiez le sycosis, que vous considériez l'étiologie, le traitement ou la nature de cette affection, vous découvrirez toujours des horizons nouveaux, des vues inconnues de nos prédécesseurs. Aussi, l'histoire de cette affection est-elle l'une des plus attrayantes et des plus instructives. »

Ainsi s'exprimait en 1862, dans ses Leçons sur les *affections génériques* de la peau, le maître de la dermatologie française. Après Bazin, nous vîmes s'engager dans la voie de nouvelles recherches, des hommes dont le nom fait autorité dans la science. Et cependant, faut-il l'avouer, malgré les travaux classiques, malgré l'enseignement clinique de nos maîtres de l'hôpital Saint-Louis, peu de praticiens connaissent l'affection dont nous entreprenons l'étude. Un

plus petit nombre encore sait appliquer au *sycosis* un traitement rationnel.

A notre tour, nous aurions peut-être reculé devant
l'étude du sycosis, si des circonstances particulières
n'étaient venues faciliter notre travail, et nous permettre
d'envisager le sujet sous un jour favorable.

Chargé, en effet, pendant une année, à l'hôpital militaire
du Val-de-Grâce, d'assurer le service sanitaire des malades atteints d'affections cutanées, nous avons eu la bonne
fortune d'observer plusieurs cas de *sycosis*, parasitaire ou
non parasitaire, et d'*herpès circiné*.

Ce sont surtout ces observations que nous mettrons à
profit pour faire l'histoire du *sycosis*, et pour en donner la
description .la plus exacte que possible. Notre modeste
travail n'offre aucun cachet de nouveauté : établir d'une
façon méthodique l'histoire du sycosis, telle que nos maîtres la comprennent aujourd'hui, résumer l'état scientifique actuel de la question, tel a été notre but ; le bien
faible mérite que l'on daignera peut-être accorder à notre
Mémoire, c'est qu'il retrace l'expression de la vérité ; nous
ne décrirons que ce que nous avons vu, et nous éviterons
surtout de contribuer, par des théories nouvelles, à obscur-
cir un sujet déjà si compliqué. Peut-être, osons-nous du
moins l'espérer, quelques considérations qui nous sont
personnelles, faites dans le cours de cette étude sur l'étiologie et le traitement du sycosis, ouvriront-elles à des observateurs, plus heureux que nous, la voie de nouvelles
recherches.

Qu'il nous soit permis, avant d'aborder notre sujet, de
remercier MM. les D'ˢ Lailler et Vidal de leur bienveil-
lance à notre égard, et du sympathique accueil que nous

avons toujours eu dans leurs services, alors que nous étions élève à l'hôpital Saint-Louis.

Nous adressons aussi nos hommages à M. le professeur Mathieu, médecin principal au Val-de-Grâce, pour les notes qu'il a eu l'obligeance de nous communiquer.

Nous rappellerons enfin, non sans émotion, les noms de nos amis les Drs Pallier, Blesson et Angelo Bolognesi, dont les judicieuses observations sont venues faciliter notre travail.

PREMIÈRE PARTIE.

ÉTUDE HISTORIQUE SUR LES MENTAGRES, LES SYCOSIS ET LES AFFECTIONS DARTREUSES QUI S'Y RAPPORTENT.

A ne considérer que le court espace de temps qui s'est écoulé depuis la connaissance plus approfondie et l'étude plus complète du sycosis, on pourrait croire que l'histoire de cette affection ne remonte pas à une époque bien éloignée de la nôtre. Il n'en est rien, cependant, et nous verrons les auteurs de l'antiquité nous parler d'affections cutanées désignées dans leurs écrits sous les noms de sycosis (συκωσις), de mentagre, de lichen, etc..., mais toujours nous retrouvons dans Hippocrate, dans Galien et dans Arétée, des descriptions insuffisantes à nous dépeindre avec certitude les individualités morbides que ces auteurs avaient sous les yeux.

Celse est le premier qui nous ait laissé une description assez bonne de quelques maladies cutanées : « Porrigo au-

tem est, ubi inter pilos quædam quasi squamulæ surgunt,
eæque a cuti resolvuntur ; et interdum madent, multo sæ-
pius siccæ sunt. Idque evenit modo sine ulcere, modo
exulcerato loco ; huic quoque modo malo odore, modo
nullo accedente. Fereque id in Capillo fit, rarius in barba,
aliquando etiam in supercillio. » (Celse. Traité de la médecine, lib. VI.)

Si ce passage assez vague peut convenir aussi bien à
la description du favus qu'à celle du porrigo scutulata ou
de l'herpès circiné, il désigne évidemment plus loin, et
d'une manière plus spéciale, l'affection dont nous nous
occupons :

« Est etiam ulcus, quod a fici similitudine συχωσις a græ-
cis nominatur. Caro excrescit ; et id quidem generale est.
Sub eo vero duæ species sunt. Alterum ulcus durum et
rotundum est : alterum humidum et inæquale. Ex duro
exiguum quiddam et glutinosum exit : Ex humido plus et
mali odoris. Fit utrumque in iis partibus quæ pilis conte-
guntur : Sed id quidem, quod callosum et rotundum,
maxime in barba ; id vero, quod humidum, præcipue in
capillo. » (Celse, lib. VI, loc. cit.)

Cet auteur connaissait donc le sycosis ; il en admettait deux formes : le sycosis pustuleux et le sycosis tuberculeux. Ainsi que le fait justement remarquer Bazin, il
n'y a pas lieu de s'étonner en voyant Celse définir le sycosis, un « ulcère des téguments », les médecins de l'antiquité et du moyen âge, jusqu'à Willon et Bateman, ayant
coutume de considérer comme ulcères de la peau toutes
les affections dartreuses. (Bazin. Affections génériques de
la peau, 6e leçon.)

Nous trouvons également dans Celse un passage qui
s'applique en tous points à notre « herpès circiné. »

« Papularum vero duo genera sunt. Alterum in quo per minimas pustulas cutis exasperatur, et rubet, læviterque roditur ; medium habet pauxillo lævius ; tarde serpit, idque vitium maxime rotundum incipit, eademque ratione in orbem procedit... » (Celse, lib. V, op. cit.)

Pline (Historia natur., lib. XXVI), nous a laissé à son tour une description assez nette d'une épidémie de mentagre qui, durant le règne de l'empereur Claude, sévit sur l'Europe et principalement à Rome : « Sensit et facies hominum novos, omnique ævo priore incognitos, non Italiæ modo, verum etiam universæ prope Europæ, morbos ; tunc quoque non tota Italia, nec per Illyricum, Galliasve, aut Hispanias magnopere vagatos, aut alibi, quam Romæ, circaque ; sine dolore quidem illos, ac sine pernicie vitæ ; sed tanta fœditate, ut quæcumque mors præferenda esset.

« Gravissimum ex his lichenas appellavere, græco nomine : latine, quoniam a mento fere oriebatur joculari primum lascivia... mox et usurpato vocabulo *mentagram* ; occupantem totos in multis utique vultus, oculis tantum immunibus, vero descendentem, et in colla pectusque ac manus, fœdo cutis furfure.

« Non fuerat hæc lues apud majores, patresque nostros. Et primum Tiberii Claudii Cæsaris principatu, medio irrepsit in Italiam, quodam Perusino equite romano quœstorio scriba, quum in Asia apparuisset, inde contagione ejus importante. Nec sensere id malum feminæ aut servitia, plebesque humilis, aut media, sed proceres veloci transitu osculi maxime ; fœdiore multorum qui perpeti medicinam tolaverant, cicatrice, quam morbo. Causticis namque curabatur ; ni usque in ossa corpus exustum esset rebellante tœdio....» (*Pline*, Hist. nat., loco cit.)

Cette description si précise de Pline, ne permet pas de

méconnaître la ressemblance de cette maladie avec notre *sycosis parasitaire*.

Comme le fait remarquer M. Mahaux dans sa thèse d'agrégation (Recherches sur le trichoph. tonsur. et les affections cutanées qu'il détermine. Bruxelles, 1869, page 13), tous les caractères essentiels de l'affection sont donnés par Pline : le siège sur la face, sa transmission à la poitrine au cou, etc..., les écailles développées sur le lieu d'évolution de l'herpès circiné, la contagion du mal par les baisers dont les nobles romains avaient coutume de se saluer, tout, dans cette description, nous fait reconnaître les caractères évidents de ce que nous étudierons sous le nom d'érythème circiné, d'herpès circiné, de sicosis parasitaire.

Si nous consultons maintenant Martial (Epigr.), nous trouvons dans plusieurs de ses épigrammes un témoignage certain de la fréquence de la mentagre chez les Romains de l'Empire, alors que régnait cette fureur de baisers et d'embrassements, contre laquelle il s'élève tant.

> Epigr. 59, lib. XII. De importunis basiatoribus.
> « Tantum dat tibi Roma basiorum
>
> . . . .
> « Te vicina tota, te pilosus
> « Hircoso premit osculo colonus
> « Hinc instat tibi textor, inde fullo.
> « Hinc sutor modo pelle basiata.
> « Hinc menti dominus pediculosi.»

Un peu plus loin, dans une autre épigramme, nous le voyons revenir sur ce sujet.

> Epigr. 98, lib. XI. Ad Bassum.
> « Effugere non est, Basse, basiatores ;
> « Instant, morantur, persequuntur, occurrunt,

« Et hinc, et illinc, usque quaque, quacumque
« Non ulcus acre, pustulæve lucentes,
« Nec triste mentum, sordidique lichenas
« Nec labra pingui delibuta cerato,
« Nec congelati gutta proderit nasi.
. . . .
« . . . . . . remedium mali solum est,
« Facias amicum, basiare quem nolis ! »

Les Arabes, après eux les médecins du moyen âge, entre autres Grunbeck et de Brackenau, décrivent vaguement sous le nom de mentagre, une affection que l'on peut tout aussi bien considérer comme une lésion syphilitique. Plus tard, nous voyons les médecins du temps de la renaissance, sous les auspices de Mercuriali, faire preuve d'une grande érudition, entasser théories sur théories, accuser les vices du sang, invoquer l'altération des humeurs, les principes acides, alcalins ou atrabilaires, et se perdre, en un mot, dans des discussions sans fin ; ajoutons à cela le nombre prodigieux de drogues, de recettes plus ou moins bizarres, de médicaments plus ou moins empiriques préconisés contre *les mentagres*, et nous comprendrons dès lors et l'impuissance du traitement et l'incurabilité réputée de ces maladies.

Il nous faut arriver jusqu'à la fin du dernier siècle et remonter aux ouvrages de Plenck (1), Willan (2) et de Bateman (3), pour avoir une notion un peu plus scientifique des maladies cutanées.

Nous avons pu remonter aux travaux originaux de quelques-uns de ces auteurs ; nous avons analysé leurs descrip-

(1) Plenck. Doctrina de morbis cutanis, 1796.
(2) Willan. Description and treatment of cutaneous diseases. London, 1798-1814.
(3) Bateman. Practical synopsis of cutaneous diseases. London, 1819.

tions et voulant éviter autant que possible les altérations
de sens qu'entraine souvent la traduction, nous avons tenu
à reproduire dans différents passages le texte même des
auteurs anglais.

Outre l'intérêt historique qui se rattache à cette étude,
il nous a paru vraiment utile de montrer avec quel bon
sens clinique les auteurs précédemment cités ont su décrire
l'affection qui nous occupe, lui donner une place dans leurs
classifications des maladies cutanées et enfin frayer aux Alibert, aux Mahon, aux Rayer, la voie de nouvelles recherches.

Bateman (Practical synopsis of cutaneous diseases. London, 1829, page 403), range le sycosis dans l'ordre des tubercules entre l'acné et le lupus et le définit : « An eruption
of inflamed, fleshy, darkish, red tubercles on the bearbed
portion of the face, and on the scalp ; gregarious ; often
coalescing; discharge partial and sanious. » A l'exemple de
Celse, il reconnaît deux espèces de sycosis : le *sycosis menti*,
qui répond à notre sycosis, et le sycosis capillitii, sycosis
of the scalp, que l'auteur décrit comme siégeant sur le cuir
chevelu, et qui d'après Bazin ne serait autre que de l'acnea
pilaris. Nous ne reproduisons ici que sa description du
sycosis menti.

« In this species, the tubercles arise first on the under
lip, or on the proeminent part of the chin, in an irregu-
larly-circular cluster; but this is speedily followed by other
clusters, and by distinct tubercles which appear in succession, along, the lower part of the cheeks up to the ears,
and under the jaw towards the neck, as far as the beard
grows. The tubercles are red and smooth and of a conoidal
form, and nearly equal to a pea in magnitudine. Many of
them continue in this condition for three or four wechs,

or even longer, having attained their full size in seven or eight days ; but others suppurate very slowly and partially, discharging a smal quantity of thick matter, by which the hairs of the beard are matted together, so that shaving becomes impraticable, from the tender and irregular surface of the skin. »

Nous assistons ainsi à l'évolution des tubercules sur la lèvre supérieure et sur le menton, partout où la barbe existe ; l'auteur nous décrit la marche successive de l'affection, procédant par poussées, la forme des tubercules, enfin le moment où ceux-ci venant à donner issue au pus qu'ils renferment, la figure apparaît rugueuse, inégale et couverte de croûtes. Il est à remarquer que Bateman nous parle toujours de tubercules ; c'est que trompé par une observation incomplète il a négligé la description des pustules.

« This form of the sycosis occurs, of course chiefly in men ; but women are not altogether exempt from it, though it is commonly slight when it appears in them. »

Ce passage nous montre que Bateman avait observé des cas de sycosis chez la femme, et que le caractère moins grave que l'affection revêt alors ne lui avait pas échappé.

« Its duration is very uncertain : it is commonly removed in about a fortnight, but sometimes the slow suppuration goes on for many weeks ; and sometimes the suppurating tubercles heal and again begin to discharge occasionally the disease disappears for a season and breaks ont again. »

Cette description laissée par l'auteur anglais dont nous reproduisons le texte, cette peinture d'un mal si terrible, de ces vastes abcès, nous prouve bien évidemment que les malades se présentaient à son examen alors que, par insouciance ou par incurie, ils avaient laissé leur affection prendre une forme sérieuse.

Et maintenant que nous avons étudié sommairement le sycosis d'après Bateman, nous rechercherons si dans son ouvrage il mentionne une affection quelconque ressemblant à ce nous étudierons sous le nom d'*herpès circiné*. Or voici ce que nous relatons dans le species 3 des herpès. (Bateman, loc. cit.)

Herpès circinatus. (Vesicular ringworm.)

« It appears in small circular patches, in which the vesicles arise only round the circumférence : there are small, with moderately red bases..... The central area in each vesicular ring, is at first free from any eruption; but the surface becomes somewhat rough, and of a dull red colour, and throws off an exfoliation, as the vesicular eruption declines, which terminates in abouh a weck with the falling off of the scabs, baving the cutide red for a short time. »

Ainsi l'auteur nous décrit très bien la forme et la dimension de ces petites taches érythématiques, il nous dépeint bien sur les confins de ces taches une rangée de petites vésicules très fines à contenu transparent, « the vesicles contain a transparent fluid, which is discharged in thrce or four days, when little prominent dark scabs form over them. » Plus loin, Bateman uous montre comme caractère important, l'extension du mal aux bras, aux épaules, au cou...., il signale la présence du ringworm surtout chez les enfants ; il en reconnaît la nature *parfois* contagieuse qu'il se conteute de démontrer sans autres commentaires. « There is commonly a succession of the vesicular circles, on the upper parts of the body, as the face, and neck and the arms, and shoulders....., no in-

convenience attends the eruption, except a disagreable itching and tingling in the patches.

« The herpetic ringworm is most commonly seen in
children, and has been deemed contagions. It has sometimes, indeed, been observed in several children, in one
school or family, at the same time.... since none of the other
species of herpes are communicable by contact. » L'auteur
prend soin d'ajouter en terminant sa description qu'il faut
éviter de confondre cette affection avec une autre qui porte
le même nom (ringworm) et qui existe au cuir chevelu et au
front, (porrigo scutulata). (Synopsis of Cutaneous diseases,
page 169.)

A peu près vers la même époque que Willan et Bateman,
un autre auteur anglais *Samuel Plumbe* faisait paraître
sur les maladies cutanées un ouvrage recommandable qui
n'a pas eu à notre connaissance les honneurs de la traduction. (Samuel Plumbe, practical Treatise of the diseases
of the skin. London, 1827.)

A l'article porrigo, l'auteur mentionne une affection décrite déjà par Turner et Sennertus en 1736, affection qui
nous paraît n'être que notre *teigne tondante*. (Loc. cit., p. 200.)

« The hair falls off not altogether from the root, but by
piecemeal. » Le caractère parasitaire est entrevu et signalé par l'auteur. « It is supposed to be produced by some
insect. The attention is first attracted to it by the falling
off of the hair of the part : there is little attendant itching
..... the patches are sometimes of a pretty regularly circular form, the margin being clearly defined..... In the centre the hair is thinned and easily extracted by the finger
and thumb. »

Telle est la description donnée par Samuel Plumbe de la
richophytie circinée du cuir chevelu, ses notions sur l'her-

pès circiné des parties glabres sont précises ; l'auteur mentionne même l'extension possible de la trichophytie circinée du cuir chevelu aux différentes parties du corps. « At the commencement of the disease, and for some time after, spots evidently of the same nature as the affection of the scalp may be seen on différent parts of the body–several years ago. I noticed the case of a lady who from two of the circular spots on her arm inoculated one of her children with the genuine ringworm of the scalp, the disease, afterwards, affecting several other children of the same family. »

L'auteur reconnaît que l'évolution de petites vésicules sur les limites de la plaque trichophytique « patches » se produit moins souvent au cuir chevelu que sur les parties glabres ; du reste, la durée éphémère de ces petites vésicules ne lui avait point échappé. « A peine visibles à l'œil nu, elles se rompent quelques heures après leur formation et sont le siège d'une rapide desquamation. »

Dans le paragraphe de son ouvrage traitant des « herpès », Samuel Plumbe rappelle, à l'instar de Bateman, que parfois les éruptions herpétiques ordinaires peuvent prendre une forme circiné ou annulaire qui pourrait en imposer pour l'affection décrite précédemment ; mais il a soin d'ajouter que les herpétides à forme circiné, parfois désignées à tort sous le nom de ringworm, ne sont pas transmissibles par contagion, ce qui a lieu pour la *trichophytie circiné.*

Arrivant à la description du sycosis en temps qu'affection générique, Samuel Plumbe rejette la division du sycosis en sycosis menti, et sycosis capillilii de Bateman. « La définition que les auteurs ont donnée du sycosis, dit cet auteur, ne s'applique pas à la majorité des cas observés, mais n'a rapport qu'aux cas dans lesquels la négligence et l'incurie ont contribué à aggraver l'irritation primitive. « The description of the authors not apply to the majority of cases of that affection, but rather belong to those where neglect of cleanliness has contributed much to aggravate and increase the irritation with which it commences. » Quant à la ressemblance, continue l'auteur, qui semble avoir imposé à cette maladie le nom de sycosis, par analogie avec la pulpe d'une figue, on ne l'observe que dans les classes les plus infimes et les moins soigneuses de la société. « The ressemblance with the pulpy of a fig, whence it appears to have derived its name, only obtains in the worst and most neglected cases in the lower classes of society. »

Samuel Plumbe essaya de préciser le siège anatomique et la marche de l'affection : il fit erreur sans doute en faisant du sycosis, une inflammation des follicules *sébacés* des poils de barbe, mais en revanche il décrit fort bien le rôle irritatif du poil par rapport aux follicules pileux enflammés. Nous devons revenir sur ce point intéressant étudié d'une manière plus spéciale par Bazin, nous nous contenterons seulement dans l'étude historique que nous entreprenons ici, de citer le texte de l'auteur anglais : «The part occupied by the beard is generally pretty well supplied with the sebaceous follicles..... When any accidental circumstance brings on inflammation and disorder in them, the peculiarity of their situation abounds with impediments to its termination in the most désirable manner. The mouth of the inflamed follicle and the adjacent cutit is penetrated by hair, and the violence inflicted by frequent shaving, makes every individual hair a powerful mean of adding to the mischief...... If many tubercles are formed (by the suppurative process) it is capable of increasing their size, and extending the inflammation to the adjoining follicles.

« From the local influence of the hair on the inflamed spot..... a secretion of pus is formed around many of them, the hair being situated in its centre, and these pustules intermixed with the tubercles, formed by the inflammed follicles..... make up the external characters of the disease.»

Plumbe signale donc comme principale cause locale du sycosis, l'action du rasoir (shaving); nous invoquerons nous-même cette cause si influente dans l'étude du sycosis non parasitaire de cause externe. Parmi les causes générales, l'auteur anglais place les excès, l'abus des alcooliques (spirituons drinks) la constitution arthritique et scrofuleuse, etc..... Comme le fait remarquer Kaposi (Leçons sur les maladies de peau, page 42, en note), Samuel Plumbe a nettement précisé le traitement du sycosis tel qu'il pouvait être compris à cette époque.

« La barbe ne sera pas rasée, mais bien coupée avec des ciseaux. On procédera à l'épilation, quand elle ne sera pas trop douloureuse. » Plumbe est le premier à conseiller l'usage des scarifications de chaque tubercule sycosique, éviter l'usage des irritants et des caustiques, et recourir au contraire à l'emploi des antiphlogistiques et des émollients.

En France, dans un ouvrage général (*Traité des maladies de peau*, 1826), Rayer décrit séparément, et sans en signaler les rapports, le sycosis et l'herpès circiné.

Il définit la mentagre : « Une inflammation de la peau, caractérisée par l'éruption successive de plusieurs petites pustules acuminées, semblables à celles de la couperose (acné), disséminées sur le menton, les régions sous-maxillaires et les parties latérales de la face. »

Il reconnaît « que le développement de la mentagre est ordinairement précédé d'un sentiment de tension, de cuisson, de chaleur dans les divers points du menton ; que, si plusieurs pustules sont réunies et confondues dans leur développement, l'inflammation peut pénétrer immédiatement tout le derme, gagner le tissu cellulaire sous-cutané, et produire une inflammation phlegmoneuse ». Il admet donc une folliculite de la barbe comme lésion constitutive du sycosis, ainsi qu'il l'explique plus loin : « Souvent même les bulbes des poils de la barbe participent à l'inflammation, et des surfaces plus ou moins considérables de la partie atteinte se dégarnissent de poils. Leur destruction est ordinairement passagère : plus tard, de nouveaux poils, d'abord plus clairs et plus faibles, reparaissent et reprennent la couleur et le volume de ceux dont la chute a eu lieu. »

Rayer avait observé que les éruptions de sycosis pouvaient récidiver et se succéder à intervalles plus ou moins rapprochés. Ses notions sur l'étiologie de l'affection sont assez vagues : « La mentagre, dit-il, n'est point contagieuse. Elle attaque plus particulièrement les hommes, jeunes ou adultes, d'un tempérament bilieux ou sanguin, et qui ont beaucoup de barbe. Elle se développe surtout chez ceux qui sont habituellement exposés à une forte chaleur : cuisiniers, rôtisseurs, fondeurs de métaux, raffineurs, etc. Les excès de table, l'abus des alcooliques et des mets épicés, la malpropreté, quelques applications irritantes, l'emploi d'un rasoir sale ou mal affilé, semblent favoriser le développement de cette maladie. »

C'est, du reste, vers cette époque que M. Foville, de

Rouen, observait plusieurs aliénés de son service atteints de sycosis pour avoir fait usage d'un même rasoir malpropre.

Méconnaissant la nature de l'affection sycosique, Rayer préconise un traitement un peu empirique : émissions sanguines locales ou même générales dans certains cas, etc.; parfois, sa thérapeutique semble un peu plus rationnelle : topiques émollients, frictions résolutives, cautérisations comme traitement local, purgatifs, calomel à l'intérieur, régime sévère, etc., comme traitement général.

Deux observations accompagnent le chapitre de Rayer qui traite de la mentagre. (Rayer, loc. cit., Paris, 1826, pages 467 et suivantes.)

La première de ces observations nous semble correspondre à notre *sycosis parasitaire* : « démangeaisons assez vives précédant l'éruption sycosique; lamelles épidermiques, furfuracées, adhérentes à une barbe noire et forte; pustules et développement de tubercules sous-cutanés ». L'auteur signale ici un engorgement des ganglions lymphatiques sous-mastoïdiens.

Traitement. — Cataplasmes émollients, décoct. guimauve et pavot, antiphlogistiques, quelques purgatifs, frictions avec pommade nitr. ac. mercure.

La seconde nous paraît avoir trait à un sycosis non parasitaire, consécutif à une *affection pustuleuse de la peau* (Rayer ne nous dit pas laquelle) chez un sujet à tempérament lymphatique : engorgements et indurations tuberculeuses invétérées dont l'auteur avoue n'avoir pu obtenir la résolution complète.

Passant un peu plus loin à la description de l'herpès circiné (ringworm de Bateman), Rayer définit ses caractères, sa marche, mais il en méconnaît la nature contagieuse et passe sous silence ses rapports possibles avec l'état sycosique.

« L'herpès circiné, dit-il, est caractérisé par des vésicules globuleuses très rapprochées et disposées en forme d'anneaux ou de bandes circulaires : il apparaît sur le cou, les joues, les bras ou les épaules, sous la forme de taches rouges, enflammées, circulaires, ovales, d'un demi-pouce à deux pouces de diamètre, et dont le développement est accompagné d'une vive démangeaison et d'un sentiment de fourmillement très intense. Bientôt de petites vésicules dont la base est légèrement enflammée, et qui contiennent un liquide transparent, se développent uniquement sur la circonférence de ces taches, qu'elles entourent en forme d'anneaux, tandis que leur centre acquiert en même temps une teinte rouge un peu plus foncée. Du quatrième au sixième jour de l'éruption, la rougeur centrale des taches diminue, les vésicules de la circonférence se rompent ou se couvrent de petites croûtes noirâtres, dont la chute a lieu du dixième au quinzième jour, pendant qu'une légère desquamation s'opère au centre des taches. »

Cette description, on le voit, est assez confuse. Plus loin, l'auteur, étudiant les causes de cette affection, continue :

« Cette maladie s'étant quelquefois manifestée sur plusieurs enfants dans un même collège ou dans une même famille, quelques auteurs ont avancé qu'elle était contagieuse ; mais comme ils n'ont pas prouvé par des expériences directes qu'elle se reproduit par inoculations, il est permis de penser avec Bateman que cette simultanéité de développement a pu tenir à d'autres causes. »

Nous reviendrons plus tard, dans le courant de notre travail, sur cette question de « transmission de l'herpès circiné par contagion ». Nous verrons, du reste, que le caractère contagieux de l'herpès circiné, et sa nature parasitaire dans le plus grand nombre des cas, sont admis par la majorité des dermatologistes modernes, au moins en France, et nous traiterons plus loin ce sujet avec tous les détails qui lui conviennent.

Nous ne trouvons pas, dans l'ouvrage d'Alibert (*Monographie des dermatoses*, 1832), des renseignements plus éclairés sur le sujet qui nous occupe. Dans la première édition, nous le voyons désigner le *sycosis* sous le nom de *varus mentagre* et le classer dans le grand groupe des *dermatoses* dartreuses (t. II, 2° édit.).

Dans sa description de l'*herpes furfuraceus circinnatus*, l'auteur nous en dépeint la forme, les symptômes, sans en excepter les démangeaisons qu'excite ce genre d'affection, mais il en méconnaît la nature parasitaire et le confond avec l'herpès circiné ordinaire.

Il cite le cas d'une jeune femme robuste dont le corps « est souillé et parsemé de ces disques furfuracés ».

Il mentionne également l'affection chez les animaux, particulièrement sur les chevaux.

« J'en ai vu un, dit-il, dont toute la tête était entreprise par les plaques de l'herpès furfuraceus circinnatus. Les débris de la membrane cuticulaire tombaient en poussière quand l'animal cherchait à calmer ses violentes démangeaisons en appuyant avec force les parties malades contre le râtelier ou contre les murs de l'écurie. L'éruption avait commencé sur le pourtour des naseaux, avait parcouru toute la région maxillaire, et s'était propagée jusqu'aux oreilles. » Plus loin, l'auteur continue : « Les chiens domestiques, les chameaux, les dromadaires, y sont particulièrement sujets. On a vu, sous le professorat de Dau-

benton, un lion périr à la ménagerie du Muséum par les
progrès d'une maladie de ce genre. »

Ainsi s'explique Alibert sur le caractère parasitaire de
l'affection ; mais il en passe sous silence la contagiosité
possible. Nous reviendrons sur ce sujet en traitant plus
loin l'étiologie du trichophyton, et nous nous aiderons du
travail de M. Vincens (thèse de Paris, 1874 : Herpès tonsurant chez les animaux), pour démontrer la transmission du
parasite des animaux à l'homme.

En 1833, A. Cazenave et H. E. Schedel font paraître un
Abrégé pratique des maladies de peau. Nous y trouvons
une description incomplète de l'herpès circinnatus, mais
en revanche nous y relevons un bon exposé du sycosis.
L'auteur se sépare entièrement des auteurs anglais, dont
nous avons, plus haut, analysé les ouvrages en avançant
que le caractère essentiel de la mentagre est de débuter
par une éruption pustuleuse. « La mentagre (sycosis menti)
est caractérisée par l'éruption successive de petites pustules acuminées, à peu près semblables à celles de l'acné,
disséminées sur le menton, les régions sous-maxillaires et
les parties latérales de la face.

« La mentagre est essentiellement pustuleuse, et ce caractère est facile à reconnaître ; il a été cependant méconnu
par plusieurs pathologistes anglais, tels que Willan, Bateman, Plumbe, qui regardent les tubercules comme les
éléments primitifs, tandis qu'ils ne sont que consécutifs,
qu'ils sont loin d'exister dans tous les cas, et qu'enfin
c'est constamment par les pustules que la maladie débute. »

L'auteur décrit ensuite les symptômes de l'affection.
Dans la marche de la mentagre, trois éventualités sont
possibles :

1° Éruptions pustuleuses successives simples.

2₀ Engagements tuberculeux et indurations.

3° Extension de l'inflammation (phlegmon).

Après Alibert, nous voyons Gibert (Traité des maladies spéciales de la peau, 1839) ranger la mentagre dans le groupe des maladies pustuleuses voisines de l'acné, et reconnaître la marche et le siège anatomique de l'affection. Il avance, le premier que dans le sycosis l'inflammation a pour siège les *follicules pileux* et non pas seulement la superficie du tissu réticulaire. Selon lui, cette irritation du bulbe pileux ne serait qu'une propagation de l'inflammation pustuleuse. Nous ne trouvons pas encore dans l'ouvrage de Gibert des notions bien précises sur le processus étiologique du sycosis, et il passe sous silence sa nature parfois parasitaire et sa contagiosité possible dans ce cas. Quelques observations accompagnent son chapitre sur le sycosis. La suivante uous a semblé digne d'être rapportée ici dans tous ses détails, car la marche de l'affection y est fidèlement exposée et, si la nature de cette mentagre a totalement échappé à l'auteur, il nous est facile d'y voir un sycosis d'abord pustuleux, puis tuberculeux, succédant à une éruption d'herpès circiné parasitaire.

Dartre pustuleuse mentagre (sycosis ment.). — Boissons laxatives. — Catapl. émollients. — Douches de vapeur. — Guérison en 50 jours.

Un homme, âgé de 46 ans, d'une constitution très robuste, et n'ayant jamais eu d autres maladies que la gale, entre à l'hôpital Saint-Louis le 29 mars 1829 pour y être traité d'une mentagre dont le début remontait à deux mois environ. Cet homme attribuait sa maladie à l'usage d'un rasoir malpropre, lors de son passage dans un village où il s'était fait raser par le barbier du lieu. Huit jours après, il avait commencé à sentir des démangeaisons au menton, dont l'épiderme se **détachait par écailles furfuracées.** (*Herpès circiné.*)

Au out d'un mois, des *boutons pustuleux* qui se convertirent en croûtes, se formèrent dans cette région : depuis, le mal ne cessa de faire des progrès, il ne manquait pas surtout de s'exaspérer chaque fois que le malade rasait sa barbe, qui était dure, épaisse et bien fournie.

Lorsque nous vîmes ce malade, toute la peau du menton était couverte de *tubercules* et de *pustules* dont quelques-unes passées à l'état croûteux. Les tubercules étaient durs, rouges, enflammés. Quelques-uns, très volumineux, formaient de véritables engorgements calleux qui paraissaient s'étendre profondément sous l'épaisseur du derme, et jusqu'au tissu cellulaire sous-cutané.

Les pustules avaient une base dure, rouge et enflammée, et un sommet vésiculeux et purulent. Quelques croûtes grisâtres, brunâtres, verdâtres, assez épaisses, s'observaient dans plusieurs points.

Toute la région malade était le siège d'un prurit et d'une cuisson fort douloureuse.

Traitement. Boissons laxatives, cataplasmes émollients, régime sévère.

Au bout de peu de jours les croûtes se détachèrent et ne se reproduisirent plus. Les pustules se séchèrent, les engorgements tuberculeux s'affaissèrent, et prirent la voie de la résolution. La rougeur de la peau diminua sensiblement, le prurit et la cuisson disparurent. Peu après on cessa l'usage des cataplasmes et l'on prescrivit des douches de vapeur, administrées tous les 2 jours, pendant un quart d'heure ou une demi-heure, sur le menton.

La résolution des tubercules s'opéra rapidement sous l'influence de ce moyen actif, et il ne resta bientôt plus à la peau qu'un peu de coloraion rosée, avec une légère desquamation furfuracée de l'épiderme.

La guérison était complète, lorsque ce malade sortit de l'hôpital après un séjour de cinquante jours environ.

Les notions de Gibert sur la thérapeutique de la mentagre sont assez vagues, comme on le voit, dans la précédente observation. Ainsi que Rayer, il préconise l'usage des saignées, des boissons dépuratives, l'emploi de douches sulfureuses, etc., etc.

Dans le cours de son ouvrage, Gibert range plus loin l'herpès circiné à côté de l'herpès ordinaire; il en décrit successivement les caractères, mais il ignore la possibilité de l'existence d'un herpès circiné de nature parasitaire. Un peu plus tard, au dire de Bazin, il aurait admis la nature parasitaire possible et la contagion de l'herpès circiné.

En 1854, Devergie (dans son Traité pratique des maladies de peau) admet deux formes de sycosis : le sycosis tuberculeux et le sycosis pustuleux. L'auteur se méprend sur le siège anatomique véritable de l'affection, ainsi qu'on peut s'en convaincre par le passage suivant :

« Dans ces deux variétés de *sycosis menti*, les poils tombent et cependant les follicules pileux ne sont pas le siège de l'affection. C'est la peau dans toute son épaisseur, c'est le tissu cellulaire sous-cutané, ce sont les ganglions du cou qui peuvent se prendre et s'engorger…, etc. »

Ce passage suffit pour que, à l'exemple de Bazin, on reproche à l'auteur un examen trop superficiel. Nous le voyons du reste, plus tard, commettre d'autres erreurs en multipliant les *variétés de siège* : sycosis, menti, capillitii, pilaris.

Plus loin, nous le voyons, sous le nom de *formes composées du sycosis*, décrire :

« 1° L'*impétigo sycosiforme* qui n'est, en somme, qu'un impétigo symptomatique d'un sycosis constitutionnel. (Bazin.)

« 2° L'*herpès sycosiforme* qui observé une seule fois par l'auteur, ne serait, d'après nous, qu'un *herpès parasitaire* évoluant sur le lieu même de son éruption, et donnant naissance aux manifestations d'un sycosis relativement bénin et limité. (Devergie, loc.cit., page 345.)

Dans l'étude historique que nous venons d'entreprendre ur le sycosis, les mentagres et l'herpès à forme circiné, nous avons vu jusqu'ici que ces affections étaient mal connues et que les rapports intimes qu'elles ont entre elles étaient complètement ignorés. Personne n'avait jusqu'alors soupçonné la nature parasitaire des affections trichophytiques, ni d'aucune autre teigne. Nous arrivons maintenant à une ère nouvelle. Un horizon inconnu se dévoile aux dermatologistes : nous voulons parler du *parasitisme végétal*, et de son application aux maladies de peau. Dans le relevé chronologique des ouvrages que nous allons maintenant consulter, nous nous aiderons de l'excellent travail de M. Mahaux (loc. cit., pages 10 et suiv.).

Déjà en 1827, Remak signalait dans les godets scutiformes du favus, la présence de petits corpuscules arrondis, mais il en méconnaissait la nature végétale.

En 1839, Schœlein décrit sous le nom d'*oïdium* le cryptogame du favus.

En 1842, un médecin hongrois, Gruby, annonce à l'Académie des sciences de Paris la découverte de la présence d'un cryptogame parasite sur les poils de barbe atteints de sycosis, et désigne ce parasite sous le nom de *microsporon mentagrophytes*. (Gruby. Sur une espèce de mentagre contagieuse résultant du développement d'un nouveau cryptogame dans la racine des poils de barbe de l'homme. — Comptes rendus de l'Acad. des sciences de Paris, 1842.)

En 1843, M. Günsburg appelle l'attention sur un mycoderme découvert par lui dans dans les cheveux de sujets atteints de plique polonaise. (Günsburg. Découverte d'un mycoderme qui paraît constituer la maladie connue sous le nom de plique polonaise. — Comptes rendus de l'Acad. des sciences de Paris, 1843.)

Gruby rend compte de nouveau, en 1844, à l'Académie des sciences de l'existence d'un autre champignon dans l'herpès tonsurant (teigne tondante de Mahon). (Gruby.

Recherches sur les cryptogames qui constituent la maladie contagieuse du cuir chevelu décrite sous le nom de teine tondante (Mahon), herpès tonsurant (Cazenave). — Comptes rendus de l'Académie des sciences de Paris, 1844.)

En 1835, Le Suédois Malmster reconnaît la véracité de l'assertion du médecin hongrois et désigne le parasite sous le nom de *trichophyton* ou de *trichomyces tonsurans* : de là le nom de champignon de Malmster donné parfois au trichophyton tonsurans.

Toutefois les résultats obtenus par les travaux précédents ne furent pas admis par tous les dermatologistes. C'est ainsi que dans son traité sur les affections cutanées, publié en 1850, Cazenave relate avec détails une épidémie d'*herpès tonsurant* observée en 1840 dans un pensionnat de Paris. Il remarque la coïncidence fréquente de cette affection avec l'herpès circiné, sans reconnaître les liens qui rattachent entre elles ces deux dermatoses.

En 1852, nous voyons à Nantes deux observateurs, MM. Malherbe et Letenneur, publier le résultat de recherches sur la contagiosité de l'herpès tonsurant et la transmission de cette maladie des animaux à l'homme. Déjà précédés dans cette voie par le Dr Houlez (de Sorèze), ils ne doutent plus de l'existence possible d'un cryptogame dans cette teigne, mais ils hésitent encore à admettre son importance comme cause efficiente de la maladie.

C'est alors que l'éminent maître de la dermatologie moderne, nous avons nommé Bazin, publiait en 1853 des *Recherches sur la nature et le traitement des teignes.*

C'est là qu'il expose pour la première fois, qu'il décrit avec exactitude et fidélité, les caractères des parasites qui produisent les teignes, ainsi que les altérations produites dans les poils, par ces cryptogames.

Dans ce très remarquable travail, dit M. le Dr Lailler (Leçons cliniques sur les teignes, p. 34), Bazin établit d'une manière irréfutable la nature parasitaire des teignes, la contagion de la teigne tondante de l'animal à l'homme, et pressent l'identité de nature de l'herpès circiné et de la teigne tondante, sans encore l'affirmer. Ce n'est que plus tard qu'il établira la filiation des différentes lésions de la teigne tonsurante, qu'il donnera un tableau complet des affections causées par le trichophyton tonsurans, dont il nous exposera la nosographie tout entière avec talent et autorité.

Vers la même époque M. Von Bœrensprung, à Berlin (Annalen der Charite-Krankenhaus, 1853), et un peu plus tard Deffis, en France, viennent confirmer les faits avancés par Bazin.

Toutefois, il restait encore bien des incrédules, et de nombreux dissentiments régnaient toujours sur ce sujet parmi les dermatologues. Certains auteurs, entre autres Cazenave, refusèrent longtemps d'admettre l'existence du cryptogame. D'autres ne le considèrent que comme accidentel dans la production de la maladie. « Le parasite n'est pas constant, dit Devergie, c'est un caractère de luxe pour le praticien. »

En 1859, nous voyons une vive polémique s'élever entre Chausit et Bazin ; la lutte devient terrible sous la plume des deux adversaires. On s'accuse réciproquement de vols, d'usurpations et d'appropriations de termes scientifiques, etc.... « On retrouve continuellement dans les ouvrages de Bazin, dit Chausit (Sycosis, Paris, 1859, p. 51), de grosses erreurs d'observations, dues à l'habitude d'illusion de sa loupe. »

De son côté, Bazin, désignant la monographie de Chausit, nous dit : « Dans cette brochure qui mérite à juste titre le nom de pamphlet, il est facile de voir que l'auteur est mal doué de la nature, ses sens le servent mal, etc... » (Bazin.) Affections génériques de la peau, p. 241.)

Malgré les critiques sévères parfois que Bazin inflige à l'ouvrage de Chausit, cette monographie nous a paru digne d'être analysée avec soin : nous y voyons clairement comme quoi, dans les discussions scientifiques, les idées préconçues et les haines personnelles altèrent trop souvent la nature et l'essence des choses. On ne voit point, parce qu'on ne veut pas voir. C'est ce qui nous a paru advenir à Chausit. L'auteur rapproche habilement l'herpès circiné du sycosis sous le nom nouveau de disques érythématiques ; il s'acharne à repousser la possibilité d'un sycosis parasitaire, et nous le verrons à la fin de son opuscule nous laisser plusieurs observations où la maladie, sans que l'auteur semble s'en douter, est fidèlement dépeinte.

En Angleterre, MM. Wilson et Fox constatent l'existence d'un élément cryptogamique dans le sycosis, mais ils le considèrent comme un simple produit de desquamation épithéliale, de dégénérescence des éléments normaux de l'épiderme.

A Vienne, Hébra refusait et refuse encore aujourd'hui d'admettre un sycosis parasitaire (Hébra. Traité des maladies de peau ; traduction A. Doyon, 1869). « Considérant (dit l'auteur dont nous citerons textuellement les paroles) jusqu'à quel point il est facile de commettre des erreurs dans les recherches microscopiques..., je continue à exposer mes doutes, quant à l'existence d'un *sycosis parasitica*, jusqu'à ce que j'aie moi-même vu un exemple de l'affection à une période quelconque de son évolution. »

Cependant Köbner, en Allemagne, étudiait la maladie

avec le plus grand soin, et voici quelles étaient ses conclu-
sions :

1° Le sycosis se présente sous deux formes ;

2° L'une d'elles porte le nom de *folliculitis Barbœ* : on
n'y rencontre aucun parasite;

3° Dans l'autre forme, l'affection présente, en commençant, les caractères de l'herpès tonsurans. Ultérieurement,
outre les taches rouges primitives, il survient çà et là des
pustules ou des tubercules disséminés. Les poils qui les
traversent paraissent, même à l'œil nu, plus ternes et plus
décolorés qu'à l'état normal. Lorsqu'on les examine à un
grossissement de 300 à 500 diamètres, on distingue parfaitement les apparences ordinaires caractéristiques de la
présence d'un fongus.

A peu près, vers la même époque, Gustave Wertheim
exposait l'hypothèse que le sycosis pourrait bien être causé
par une disproportion de calibre entre le poil de barbe et
son follicule; il s'appuyait pour défendre sa théorie sur une
série de mensurations de section de follicules.

Quoi qu'il en soit de toutes ces hypothèses, c'est à Bazin
que revient l'honneur d'avoir définitivement fixé la nature
de la teigne tonsurale, d'avoir établi les relations qui existent entre l'herpès circiné et le sycosis ; en un mot d'avoir
réuni les diverses lésions du *trichophyton* et d'en avoir
fait pour ainsi dire une unité pathologique à manifestations multiples. Un terme manquait pour désigner cette
conception du maître. Hardy nous a laissé ce nom en créant
la *trichophytie*.

Trichophytie circinée, tr. sycosique et tr. tonsurante sont
les trois éventualités morbides possibles d'un agent dermophyte qui est le *trichophyton tonsurans*. (Hardy. Leçons
sur les maladies de peau, 1863, p. 161 et suiv.)

Tel est aujourd'hui l'état de la science, relativement au *sycosis*. L'article *Mentagre* du Dictionnaire encyclopédique des sciences médicales (1877) est de Bazin. L'auteur y définit le sycosis : « Une éruption caractérisée à la période d'état par des pustules acuminées, situées à la base des poils, et consécutivement par la production d'indurations tuberculeuses cutanées ou sous-cutanées. »

Dans cet article, l'auteur traite d'abord de l'affection au point de vue générique (État sycosique). Puis considérant le sycosis à un point de vue spécial, il divise l'affection en mentagres de cause externe (mentagre parasitaire) et mentagres constitutionnelles ou de cause interne.

Les descriptions laissées par Bazin servent encore de modèle aux dermatologistes actuels. Dans le travail que nous allons maintenant entreprendre sur le sycosis, nous consulterons donc souvent la parole du maître, nous aurons recours à ses écrits (1) :

1° Recherches sur la nature et le traitement des teignes. Paris, 1853.

2° Cours de sémiotique cutanée. Paris, 1856.

3° Leçons sur les affections génériques de la peau. Paris, 1862.

4° Leçons sur les affections cutanées parasitaires (2ᵉ édition). Paris, 1862.

Nous ferons aussi de fréquents emprunts aux ouvrages plus récents, aux traités classiques des Hébra, des Neumann et des Kaposi ; nous mettrons enfin à profit les œuvres éclairées et les bienveillants conseils de nos dermatologistes éminents de l'hôpital Saint-Louis : MM. les docteurs Fournier, Guibout, Vidal, Lailler, Besnier.

---

(1) 1854. Bazin. Considérations ur la mentagre et les teignes de la face.

Arrivés enfin au terme de notre longue excursion historique et bibliographique sur le sycosis, nous aborderons maintenant le sujet lui-même. Voici le plan que nous suivrons dans cette étude :

1° *Définition du sycosis.*

Du sycosis en tant qu'affection *générique.* Lésions anatomiques, évolution et complications, siège, durée, symptômes.

2° Division du sycosis en tant qu'affection *spéciale* et au point de vue de sa nature en *sycosis non parasitaire* et *sycosis parasitaire.*

3° Du *sycosis non parasitaire*, de ses divisions multiples suivant les causes, de ses caractères.

4° Du *sycosis parasitaire*, de ses caractères, de ses relations intimes avec la trichophytie, dont il n'est que la phase ultime. Quelques considérations nouvelles sur la nature du cryptogame dermophyte qui cause l'affection.

5° *Diagnostic* de l'affection générique sycosis avec les autres dermatoses, diagnostic différentiel du sycosis parasitaire et non parasitaire.

6° *Etiologie* du sycosis, étiologie du sycosis non parasitaire, étiologie de la trichophytie et du sycosis parasitaire, considérations nouvelles sur les causes déterminantes de l'affection, pronostic.

7° *Traitement.* Esquisse historique. Traitement du sycosis non parasitaire. Traitement de la trychophytie sycosique.

———

Catois.

DEUXIEME PARTIE.

DU SYCOSIS EN TANT QU'AFFECTION GÉNÉRIQUE. DÉFINITION. SIÈGE TOPOGRAPHIQUE. LÉSIONS ANATOMIQUES. ÉVOLUTION, COMPLICATIONS, DURÉE.

Nous désignerons par le terme général sycosis : une affection inflammatoire des follicules pileux, parfois aiguë et à marche rapide, le plus souvent, au contraire, tendant à passer à l'état chronique, caractérisée par l'éruption de pustules entourant le point d'émergence des poils, siégeant sur une base habituellement indurée, et pouvant donner lieu à des complications phlegmasiques dans le tissu cellulaire sous-jacent, en forme d'infiltrations diffuses, de tubercules sous-cutanés, de furoncles ou même d'abcès.

Telle est, un peu modifiée, la description donnée du sycosis par M. Guibout. (Leçons cliniques sur les maladies de peau, 21e leçon, page 245.) Bien qu'un peu longue, c'est celle qui nous a paru le mieux se rapporter à l'affection que nous étudions. Ce terme *sycosis* a le grand tort à nos yeux de ne pas convenir aux caractères cliniques de la maladie qu'il sert à désigner actuellement, mais de rappeler plutôt ce mal terrible (lues), connu des anciens, qui ravageait la face en y laissant ces plaies hideuses comparées aux fragments d'une figue déchiquetée.

Encore désignée sous le nom de mentagre, d'acné mentagre (Bartfinne), cette affection fut décrite par Köbner sous le nom de folliculite de la barbe ; quant à nous, nous continuerons à nous servir de l'expression *sycosis*, expression consacrée par le temps et la clinique pour désigner ce que nous regardons aujourd'hui comme une folliculite pilaire profonde, et parfois comme une périfolliculite des régions où les follicules pileux prédominent, c'est-à-dire des régions contenant des poils à développement complet. On comprend donc, en se plaçant au point de vue topographique, tout ce qu'avait de faux la dénomination de mentagre, qui tendait à faire croire que seul le menton pût être atteint de sycosis.

Nous ne décrirons ici que le sycosis des parties velues de la face, celui que nous avons été à même d'observer et d'étudier personnellement. Cependant, nous devons dire, en passant, que des régions autres que la face peuvent être le siège de manifestations sycosiques : le cuir chevelu, surtout chez l'enfant, les régions pilaires des organes génitaux, le pubis, surtout chez la femme, en sont fréquemment affectés. Nous avons vu un militaire traité au Val-de-Grâce pour un sycosis parasitaire présenter à la nuque des engorgements et des indurations sycosiques ; Hébra a du reste observé à l'occiput et à la nuque, sur les limites du cuir chevelu, des tubercules durs, tantôt isolés, tantôt disposés en lignes, et qui étaient toujours traversés par des poils poussant en touffes (Neumann). On a encore rencontré l'affection sur la membrane muqueuse nasale ; le mal était entretenu par un eczéma chronique. Enfin Kaposi a encore signalé le sycosis dans le creux de l'aisselle ; toutefois, dans cette région, la péri-adénite sudoripare, suite d'eczéma, est plus commune que le sycosis.

Nous avons défini le sycosis : Une inflammation du follicule pileux. Comme l'acné boutonneuse reconnaît pour cause l'inflammation des glandes sébacées, et annexes des follicules pileux, de même le sycosis est produit par

un état inflammatoire des glandes pilifères. Mais remarquons de suite que le sycosis n'est pas à son début ce qu'il
sera plus tard ; l'état sycosique, comme le font si bien remarquer MM. Doyon et Besnier n'est vraiment confirmé
que lorsque la péri-adénite pilaire a donné lieu à des indurations ou tubercules intra-dermiques. L'inflammation du
follicule pileux, dit Bazin (Dictionn. Encyclop. sciences
médic. article Mentagre), se traduit par différents phénomènes, correspondant à autant de phases ou degrés du
processus inflammatoire. De la prédominance plus ou
moins exclusive de l'un de ces phénomènes, dépendent les
variétés si nombreuses que présente l'éruption du sycosis.

Au début, le processus inflammatoire se caractérise par
une hyperhémie congestive du follicule pileux, donnant
lieu à une sensation spéciale de chaleur, à un sentiment
de tension douloureuse et à un prurit plus ou moins violent.
Puis la peau occupant la partie périphérique du poil devient un peu rouge, sensible à la pression ; parfois elle devient un peu suintante, particulièrement à la lèvre supérieure, ce qui donne à la maladie une certaine ressemblance
avec l'eczéma (Neumann).

L'inflammation du follicule pileux, continuant son processus, détermine la formation d'un liquide purulent dans
la cavité même du follicule. Ce pus entoure le poil et, rem-
plissant la poche folliculaire plus ou moins complètement,
il remonte vers l'orifice du conduit pileux, et ne tarde pas
à devenir apparent au point d'émergence du poil, sous
forme d'une gouttelette jaunâtre que traverse celui-ci.
Alors est constitué l'élément le plus essentiel du sycosis,
le seul dont l'existence soit à peu près constante, dit
Bazin : la *pustule sycosique*

Considérée cet à tat,é la pustule syco sique offre une forme acuminée, conoïde ; la base en est papuleuse, résistante et plus ou moins enflammée. Le sommet vésiculeux est rempli de ce liquide puriforme que nous avons vu se former dans la cavité du follicule, et livre passage au poil. Si l'on procède à l'extraction de ce poil, on voit apparaître à l'orifice du conduit folliculaire une gouttelette d'un liquide jaunâtre, séro-purulent. En examinant la racine du poil enlevé, on la trouve souvent repliée, crispée pour ainsi dire, et tordue sur elle-même. Les gaines radiculaires sont gonflées, plus ou moins transparentes, et infiltrées de pus ou d'un liquide séreux (Neumann). Les pustules sont petites à base étroite, grosses comme un grain de millet.

D'après M. Guibout, leur durée est alors éphémère. Après quatre ou six jours d'existence, le bouton prend une teinte blanchâtre, le pus qui ne s'est pas épanché au dehors se concrète et amène la formation d'une petite croûte brunâtre, mince, et peu adhérente. Telle est, le plus souvent, l'évolution de ces petites pustules punctiformes. Mais, parfois, d'abord isolées, et disséminées çà et là sur les parties velues de la face, elles se réunissent les unes aux autres, formant ainsi des pustules volumineuses, des groupes qui évoluant simultanément, finissent par donner une croûte unique, épaisse, brune, et traversée par de nombreux poils.

Toutefois, comme le font judicieusement observer MM. Doyon et Besnier, le fait d'être traversé par un poil, n'implique pas nécessairement la nature sycosique d'un élément éruptif. L'acné, le purpura, l'impétigo, l'ecthyma peuvent donner lieu à des lésions élémentaires centrées par un poil ; d'autre part, les plaques du sycosis, dans leur plus complet développement peuvent avoir complètement perdu le caractére indiqué, par suite de la chute du poil. (Traduction de l'ouvrage du professeur Kaposi, note 2, page 32).

Du reste, rien ne règle l'agencement de ces éléments éruptifs, dans la marche du sycosis. Il nous est souvent arrivé d'observer sur le même individu des pustules isolées, embrassant çà et là, dans leur liquide purulent, la tige d'un poil, et plus loin, une agglomération de pustules douloureuses groupées en nombre plus ou moins considérable. De même, nous avons pu voir, réunies sur le même malade, toutes les phases de la *pustulation*, suivant le mot heureux créé par Bazin ; ici, nous assisterons à l'évolution initiale des pustules, là nous aurons de petites croûtelettes individuelles, isolées ; ici enfin, un gros groupe pustuleux se montrera à nous en pleine période de dessiccation. Tel est le tableau de l'éruption sycosique à sa première phase, la phase de la pustulation. Cette période pustuleuse peut rester stationnaire, rétrocéder et se terminer par résolution, ou bien elle s'éternise et se prolonge plus ou moins longtemps, avant de passer à la phase que nous allons maintenant étudier.

L'inflammation que nous avons vue limitée d'abord au follicule pileux et donner naissance à la pustule caractéristique de la première période, n'en reste pas là, le plus souvent.

L'induration que nous avons constatée à la base des pustules s'étend peu à peu et de plus en plus profondément ; en se propageant aux tissus dermiques voisins du follicule, elle y amène la formation de tubercules, de nodosités profondes et sous-cutanées. Parfois même, le processus s'étend au tissu cellulo-graisseux, véritable atmosphère celluleuse où plongent les follicules pileux. Alors surviennent ces furoncles, ces abcès si rebelles au traitement que nous avons été trop souvent à même d'observer.

Comme le professe Bazin, ou bien les tubercules succèdent consécutivement à la période pustuleuse, ou bien ils se développent primitivement sans éruption antérieure d'éléments pustuleux. Tantôt isolés, petits, séparés les uns des autres par des espaces de peau saine, ils constituent, suivant l'image de M. Guibout, la base étroite, indurée, d'une pyramide enfoncée dans l'épaisseur du derme et dont le sommet acuminé serait formé par la pustule et ferait une saillie à la surface des téguments. Dans certains cas, au contraire, nous en avons vu de si multiples et de si confluents, qu'ils couvraient le visage en entier, et que la face et surtout le menton n'étaient plus qu'une surface livide, tuberculeuse et mamelonnée.

Il peut arriver alors que les pustules développées sur ces bases tuberculeuses, laissent échapper leur contenu purulent ; il se forme alors de grosses croûtes jaunâtres, adhérentes aux poils ; quand on enlève ces croûtes, la peau sous-jacente est rouge, baignée de pus, et présente de nombreux enfoncements primitivement occupés par les follicules.

La plaie offre alors l'aspect d'un petit anthrax avec ses nombreuses ouvertures, ses cryptes multiples (Neumann). Au toucher, ces masses tuberculeuses, ces nodosités profondes sont inégalement dures et, peu à peu, on arrive à distinguer dans leur épaisseur des éléments isolés, juxtaposés et résistants à la pression. Nous avons reconnu là l'inflammation périphérique initiale qui, dans le principe, entourait chaque follicule.

Parmi ces tubercules, dit Bazin, les uns sont enchâssés dans la peau, et il faut beaucoup d'attention pour les y re-

connaître ; aucun signe physique ne les attire à l'observation. Les autres, au contraire, font un relief marqué au-
dessus de la peau. Ceux-là sont ordinairement le siège
d'une plus vive inflammation ; ils sont rouges, livides ou
violacés, douloureux à la pression, et sont parfois le siège
d'ulcérations fétides. Ceux-ci sont, au contraire, assez indolents, la peau qui les recouvre n'a pas changé de couleur, et leur présence est presque entièrement dissimulée.

Nous avons ici à considérer un point important : nous
voulons parler de l'état vital du poil, alors que plongé dans
une athmosphère purulente, il voit changer les conditions
physiologiques nécessaires à son développement et à sa
nutrition. La suppuration distendant la cavité du follicule
pileux, baignant la racine et imbibant les gaines du poil,
en détruit les adhérences réciproques. Deux éventualités
sont possibles dans ce cas : ou bien le poil résiste et con-
serve son implantation à la papille pilifère, ou bien placé
au milieu d'un travail pathologique, il constitue par sa
propre présence un corps étranger, et jouant le rôle d'une
véritable épine irritative, il est entraîné par la suppuration
et éliminé avec les produits inflammatoires.

La chute du poil n'est le plus souvent que temporaire ;
presque toujours, un nouveau poil de barbe repousse sur
l'emplacement de l'ancien ; mais ce poil n'aura plus ses
caractères normaux. Engendré par un follicule secréteur
vicié, il sera lui-même altéré dans ses qualités ; il sera
grêle, lanugineux, décoloré. Parfois, le travail inflammatoire amène l'oblitération du follicule. Celui-ci, dès lors,
ne peut plus remplir ses fonctions physiologiques ; il cesse
de secréter aucun poil, et une calvitie définitive, le plus
souvent, en est la conséquence irrémédiable (Guibout,
Bazin).

Outre ces accidents relatifs à la secrétion du poil, d'autres complications peuvent prendre naissance dans le cours du sycosis. Nous avons observé, chez un malade atteint de sycosis non parasitaire, la transformation des éléments pustulo-tuberculeux en vastes foyers purulents.

Voici par quel mécanisme l'affection arrive à ce résultat fâcheux. Quand la maladie est de date ancienne, qu'elle n'a pas été traitée ou souvent quand elle a été mal soignée, ses manifestations revêtent parfois un caractère intense ; il peut alors arriver que l'inflammation ne reste pas limitée aux régions périfolliculaires, mais qu'elle s'étende au tissu cellulo-graisseux sous-cutané ; alors, nous voyons les téguments prendre une teinte livide, une consistance plus dure, plus uniforme ; ils sont plus résistants sous le doigt et donnent les signes évidents d'un empâtement profond. Des battements pulsatifs, des douleurs sourdes se font sentir, et ont pour siège surtout les régions malades ; ces phénomènes peuvent cependant s'irradier et occasionner, comme nous l'avons vu, des névralgies insupportables.

Les mouvements des parties enflammées sont impossibles, à cause de la grande gêne qui en résulte. Nous avons observé parfois de malheureux patients qui ne pouvaient se décider à entrouvrir la bouche ; la simple contraction des masseters leur causant des douleurs atroces. La surface malade revêt un aspect mamelonné et présente des bosselures et des reliefs irréguliers. Abandonnés à eux-mêmes, ces tubercules peuvent suppurer ; la peau qui les recouvre devient de plus en plus tendre, elle s'amincit peu à peu, une fistule se produit, et l'abcès s'ouvre au dehors. D'autres fois, la peau s'amincit en plusieurs points simultanément ; il en résulte de petites excoriations linéaires qui, venant à s'ulcérer, prennent bientôt la forme de petites crevasses.

Ces fissures donnent issue à un pus sanieux qui, venant à se concréter sur la figure du malade sous forme d'une croûte jaunâtre, épaisse et suintante, lui donne un aspect hideux ; alors, à voir ces malheureuses victimes, on serait tenté de se rapporter à la description si effrayante des auteurs anciens, et on comprend la création du terme συκωσις.

Comme le fait remarquer M. Guibout, dans une conférence clinique faite sur une malade de son service (salle Saint-Charles), il peut y avoir dans ces cas une cause d'erreur pour le diagnostic et le pronostic de l'affection. Dans cette carapace stalactiforme et suintante qui couvre le visage du malade, on peut voir les caractères d'un *impétigo larvalis* ou *figurata* ; puis le diagnostic, une fois posé, on prédit une prompte guérison sous l'influence d'un simple traitement émollient. Mais quand les cataplasmes auront détrempé et fait tomber les croûtes, on aura sous les yeux les larges surfaces ulcérées, anfractueuses et sanieuses de la lésion sycosique. Telle peut-être la terminaison d'un sycosis non traité. Si, comme nous l'avons vu, les lésions initiales de l'affection : simple turgescence hyperhémique du follicule pileux, pustule purulente, et petit tubercule dur et rouge, sont insignifiantes au premier. abord, il n'en est pas moins vrai qu'elles peuvent devenir plus graves. D'abord ces pustules, ces petits tubercules peuvent avoir une durée indéfinie.

Le sycosis, en effet, n'est pas une maladie à cycle bien défini dans son évolution, comme la variole, l'impétigo,etc.. Au contraire, de même que l'acné, cette affection procède le plus souvent par poussées successives, auxquel-

les il est impossible d'assigner un terme même approxima-
tif. Maintes fois, nous avons vu des malades soi-disant
guéris de leur sycosis, se présenter à notre examen avec
une poussée nouvelle de pustules en pleine voie d'évolution. Ainsi donc, premier point important à considérer
dans le pronostic du sycosis : c'est le *temps, parfois si long,
que met le mal à accomplir ses phases éruptives.* Un second
point intéressant à étudier, c'est celui qui a trait à ce que
Bazin a si bien nommé l'*épilation naturelle.*

Nous avons insisté précédemment sur le rôle du poil
dans l'inflammation du follicule pileux ; sur le rôle de la
nature qui vient, pour ainsi dire, faire les fonctions d'un
épilateur. Nous n'y reviendrons point ici ; disons seulement que malgré les assertions de Biett et de Rayer, la
guérison naturelle du sycosis ne s'obtient le plus souvent
qu'au prix de cicatrices plus ou moins profondes.

Toutefois, et dans la très grande majorité des cas, heureusement, le sycosis ne constitue une affection sérieuse
qu'en raison des souffrances qu'il occasionne, et de l'ob-
stacle qu'il apporte parfois à l'accomplissement de certaines
fonctions, parole ou déglutition. Le plus souvent, et c'est
une chose que, dans la pratique, le médecin ne doit point
oublier, le patient souffre surtout moralement ; il a con-
science du dégoût qu'il inspire à ses amis, à ses parents ;
là est le supplice, le tourment continuel de ces malheureux
dont les conditions de vie sociale sont souvent changées.
Ces pauvres victimes se confinent, s'isolent chez elles, et
se laissent alors facilement aller à la mélancolie, à la tris-
tesse et au dégoût de la vie.

Nous terminons l'étude de ce que nous avons appelé
l'*état sycosique :* c'est-à-dire du sycosis en tant qu'*affection
générique* ; nous en connaissons maintenant les caractères

anatomo-pathologiques les plus importants, les symptômes, la marche et enfin les principales terminaisons. Passons à l'étude du *sycosis considéré en tant qu'affection spéciale*. Disons de suite qu'une première cause spéciale détermine souvent une éruption sycosique ; nous voulons parler de l'influence d'un cryptogame que nous apprendrons plus tard à connaître : de là un premier sycosis de nature spéciale, le sycosis parasitaire. Ce sycosis est admis par l'Ecole dermatologique française. Mais là s'arrête la bonne entente. Dans le principe, Bazin admettait cinq espèces de mentagre : la mentagre artificielle, la mentagre parasitaire, la mentagre syphilitique, la mentagre scrofuleuse et la mentagre arthritique. On a fait bonne justice des prétendus sycosis syphilitique et scrofuleux.

Bazin avouait, du reste, « que les mentagres scrofuleuses et syphilitiques ne sont que des pseudo-sycosis, car les follicules pileux ne sont pas seuls altérés dans les scrofulides et les syphilides ; c'est ainsi, par exemple, que le sycosis syphilitique n'est autre chose que l'acné pustuleux syphilitique... » (Bazin. Affect. génériq.)

Ne sait-on pas, du reste, que toute perte de substance chez un individu en puissance de syphilis peut se transformer en ulcérations syphilitiques.

De même, chez les scrofuleux, la moindre petite plaie peut servir de point de départ à une affection scrofuleuse. Restait à juger le sycosis arthritique. M. Guibout, dans ses *Leçons cliniques,* après avoir repoussé l'influence possible d'une diathèse rhumatismale sur la production du sycosis, nous dit :

« Nous nions absolument le sycosis arthritique, et nous soutenons, après l'avoir démontré, que ce prétendu sycosis arthritique n'est rien autre qu'un sycosis artificiel de causes exclusivement locales, et sans aucune racine dans un état constitutionnel ou diathésique quelconque. » (Guibout. Leçons clin. sur les mal. de la peau, p. 271.)

Qu'il nous soit permis de faire à ce sujet quelques considérations. Nous voyons donc M. Guibout refuser d'admettre l'existence d'un sycosis quelconque ayant ou pouvant avoir des rapports avec l'état constitutionnel du sujet, et créer un sycosis idiopathique, artificiel ou accidentel. Ce judicieux observateur nous semble n'avoir fait que reculer la question sans la résoudre. Loin de nous l'idée d'amener un seul instant la discussion sur ces termes si difficiles à définir: Arthritisme, constitution, diathèses, etc. Mais enfin, M. Guibout a beaucoup mieux que nous, et plus souvent que nous sans doute, observé de nombreux cas de sycosis récidivant après 2, 4, 8 et même après un plus grand nombre d'années ; or, l'éminent médecin de l'hôpital Saint-Louis admettra-t-il que les causes sont toujours restées les mêmes pendant ce laps de temps parfois fort considérable ?

Supposons un individu, adonné à l'usage du tabac à priser, et portant à la lèvre supérieure, au-dessous de la cloison, des indurations sycosiques dont la résolution se soit effectuée après un temps plus ou moins long. Cet individu continue à priser comme de coutume ; quelques mois, quelques années plus tard, une ou plusieurs éruptions sycosiques se développent de nouveau. Nous reconnaissons là, sans aucun doute, le sycosis artificiel idiopathique de M. Guibout, sycosis accidentel, dû à une seule et même cause, l'usage du tabac à priser. Maintenant, nous ferons remarquer que différentes éruptions sycosiques peuvent se développer à plusieurs années d'intervalle chez un même individu qui ne reste évidemment pas exposé aux mêmes causes prédisposantes. Ces diverses éruptions s'observent au contraire chez cet individu après des causes variables : le froid, un écart de régime, quelques excès, par exemple.

Verra-t-on, dans ces faits, des évolutions sycosiques purement et simplement occasionnées par une seule cause accidentelle ? Nous préférons y reconnaître, outre une prédisposition spéciale, consacrée par une première éruption, une influence quelconque de l'économie, influence morbide dont nous ignorons la nature, mais dont nous voyons, dans certains cas, les manifestations. Nous joindrons à cette cause interne, prédisposante, une autre cause, qui pourra être externe, et qui ne sera que l'occasion, la circonstance favorable à l'évolution de la maladie.

Quoi qu'il en soit de ces opinions, qui ne sont du reste que des théories, revenons à notre étude du sycosis. Déjà nous avons reconnu l'existence d'un sycosis exclusivement, spécialement parasitaire. Nous admettrons maintenant un sycosis non parasitaire : ce dernier pourra être simplement accidentel, ou il pourra être produit par une cause irritante, réveillant une prédisposition spéciale chez un organisme particulier.

Ces causes, nous les étudierons plus tard, lorsque nous ferons l'étiologie générale du sycosis.

Disons de suite que nous verrons tour à tour invoquer par les malades eux-mêmes : l'usage d'un rasoir malpropre ou ébréché, l'emploi de cosmétiques, de poudres, etc. Du reste, même chez les individus très soigneux, à barbe dure, fournie et épaisse, l'usage fréquent du rasoir suffit à provoquer une éruption pustuleuse, au point d'implantation de la barbe.

D'autres fois, l'affection aura succédé à l'application d'un médicament irritant : l'huile de cade, par exemple (sycosis cadique).

Ailleurs, ce sera un boulanger, un rôtisseur ou un chauffeur qui, exposé à un feu trop vif, verra se faire sur son visage une poussée de pustules sycosiques. La chaleur, le rayonnement du four sont ici les causes irritantes, déterminant le sycosis.

Enfin, dans un autre cas, ce sera un individu solide, bien bâti, habitué à la bonne chère et aux libations copieuses, qui, sans causes connues, après s'être rasé, comme de coutume, aura sur le menton une éruption pustuleuse, puis tuberculeuse, de sycosis. L'examen des poils ne démontrera aucune trace d'éléments cryptogamiques. Si nous interrogeons le malade, nous pourrons apprendre que depuis longtemps il est sujet aux éruptions d'acné, qu'il a fréquemment des *boutons* sur le corps ; peut-être même ne sera-ce pas la première fois qu'il a un sycosis. Dans ce cas, nous reconnaîtrons un sycosis non parasitaire, accidentel, comme le dit M. Guibout, mais nous ajouterons : « survenant chez un individu spécialement prédisposé à l'affection par sa constitution ou son tempérament ».

Commençons maintenant l'étude du *sycosis non parasitaire.*

TROISIÈME PARTIE.

DU SYCOSIS NON PARASITAIRE.

Qu'il soit accidentel, artificiel, ou produit par une dyscrasie quelconque, le sycosis non parasitaire est une affection essentiellement polymorphe. Il est facile, en effet, en observant à la fois et simultanément plusieurs individus atteints de sycosis non parasitaire, de remarquer la diversité des formes, les changements d'aspect que revêt chez chacun d'eux la maladie qui nous occupe, et l'intensité plus ou moins grande des lésions chez les différents sujets. Nous ne pouvons donc donner un tableau clinique qui serve de type uniforme à l'affection, comme s'il s'agissait de la variole ou de la rougeole ; ayant présents à l'esprit les divers cas qui se sont offerts à notre observation, nous essaierons de les grouper dans un ensemble commun, et de donner des principales formes une description aussi fidèle que possible.

Nous ne reviendrons pas sur les lésions anatomiques du sycosis non parasitaire ; nous les avons précédemment étudiées en faisant l'histoire du sycosis en tant qu'affection générique.

Le siège le plus habituel du sycosis artificiel, dit M. Guibout, est la lèvre supérieure, parce que c'est là, à cet endroit, que se font sentir le plus souvent les causes irritantes. En effet, l'irritation permanente produite par le tabac à priser, le coryza chronique, etc., se traduit souvent par une inflammation des follicules pileux de la région labiale située sous la cloison. Cela s'observe surtout chez les sujets de 35 à 50 ans, chez ceux, principalement, qui rasent leur moustache ; souvent même l'affection initiale est une éruption impétigineuse ou eczémateuse, à marche chronique, et qui se termine par des engorgements sous-cutanés profonds, par des indurations spéciales, en un mot par un *sycosis consécutif.* (Thèse de Paris, 1879, Raoul Kinzelbach. Sur l'*eczéma pilaire.*)

La lèvre supérieure était également, pour Bazin, le lieu

d'élection de son sycosis arthritique. (Bazin. Affections génériques de la peau.)

Il arrive cependant que le sycosis, que nous convenons d'appeler, par un terme général, *sycosis non parasitaire*, se développe sur des points de la face autres que les parties voisines du sillon labio-nasal : le menton, les joues, par exemple. Chez les militaires qui se sont présentés à notre examen, au Val-de-Grâce, toujours l'affection occupait le menton, l'angle des mâchoires, les parties latérales des joues ; la lèvre supérieure et la lèvre inférieure étaient le plus souvent indemnes.

Cette distinction, au sujet du siège du mal, n'a pas lieu de nous étonner, si nous songeons que nos militaires sont tenus dans tous les corps au port de la moustache, et, dans certaines armes, au port de la mouche ; ainsi se trouve écartée, chez ces individus, pour la lèvre supérieure et inférieure, une cause puissante d'inflammation, nous voulons parler de l'usage du rasoir.

Quoi qu'il en soit de son lieu d'évolution, l'affection débute sournoisement, dans la grande majorité des cas ; la peau du visage devient, en certains endroits, rouge, chaude, cuisante, elle est le siège de picotements et de petits élancements parfois très accusés. A ce moment, et surtout si le mal est venu après une séance de rasure, le malade attribue cette irritation au *feu du rasoir*. Si l'on supprime pendant un certain temps l'usage du rasoir, l'affection peut disparaître ; mais, le plus souvent, la dermite, d'abord superficielle, devient de plus en plus profonde et pénètre jusqu'aux follicules pileux. Alors se montrent de petites pustules, acuminées, éphémères, à évolution rapide, à poussées successives, qui se convertissent bientôt en croûtes. Telle est l'inflammation du follicule pileux à son degré le plus simple. Lorsque le sycosis non parasitaire, la folliculite de la barbe (Köbner), se développe chez des sujets qui portent toute leur barbe, la première phase passe souvent inaperçue (dermite superficielle), et l'affection ne se manifeste que par une éruption de petits boutons blancs, disséminés çà et là, dans les favoris, sur les joues, ou au menton, et entourant le point d'implantation du poil de barbe. L'éruption pustuleuse du sycosis est successive, elle peut durer quelques jours, quelques semaines, parfois un mois ; le plus souvent, les pustules se groupent, en forme de faisceaux ; elles s'agglomèrent les unes à côté des autres. Leur sommet acu niné est traversé par un poil, il se couvre rapidement de croûtes jaunâtres, sèches et assez adhérentes. Au-dessous de ces croûtes se forment des infiltrations diffuses, des iudurations tuberculeuses plus ou moins profondes : la période tuberculeuse du sycosis est constituée.

Le relief de ces nodosités sous-cutanées est peu marqué. Peu mobiles sous le doigt, elles semblent enchâssées dans les tissus dermiques ; leur volume atteint le plus souvent celui d'une petite noix.

Parfois cependant, les tubercules sont plus apparents ; ils se présentent sous forme de saillies mamelonnées.

Dans quelques cas, à la vérité, assez rares, ce sont des excroissances charnues ressemblant à des plaques de la grandeur de 50 centimes à celle d'une pièce de 5 francs en argent, formées par des végétations papillaires, glandulaires, suintantes. Pendant longtemps, les poils conservent leurs caractères physiologiques, leur adhérence et leur solidité habituelle. Peu à peu, cependant, par les progrès du processus inflammatoire, le follicule pileux devient incapable de présider à la nutrition du poil. Celui-ci s'atrophie, devient grêle, cassant, et se laisse arracher avec la plus grande facilité, ou tombe avec les croûtes et les pièces à pansements. Nous retrouvons donc ici, dans tous leurs détails, les lésions anatomiques, et les caractères pathologiques de ce que nous avons nommé l'état sycosique, le sycosisme.

C'est ainsi, dit le professeur Kaposi (Leçons sur les maladies de la peau), que l'affection s'étend, pendant une période de temps toujours fort longue, des mois, des années, sur les joues, le menton ou la lèvre supérieure. Les parties offrent alors un aspect irrégulièrement gonflé, épaissi, bosselé. Elles sont ou recouvertes de croûtes jaunâtres, épaisses, de pustules confluentes en groupe, ou disséminées ; de tubercules saillants et anfractueux ; ou bien elles sont livides, rouges humides et suintantes.

Les nombreuses cicatrices qui se forment dans le sycosis, les dénudations qui se produisent dans la barbe, ajoutent encore à la laideur repoussante du visage. A l'état douloureux de la face vient se joindre une gêne plus ou moins grande dans les mouvements de la bouche, parole, déglutition....

Signalons encore ici, comme éventualité possible, la formation de vastes abcès, et la suppuration des tubercules sycosiques. Nous n'avons eu que fort rarement, heureusement, la triste occasion de voir des sycosis aussi invétérés et aussi graves dans leurs manifestations. Une cure rationnelle et des soins intelligents viennent le plus souvent entraver ou modifier la marche de l'affection.

Le sycosis non parasitaire n'est pas une maladie grave. Il constitue plutôt dans la grande majorité des cas, une affliction qu'une affection, à ce titre, ce sycosis fait bien souvent le supplice des patients et le désespoir des médecins. *Sublata causâ, tollitur affectus*, dit le vieil adage; mais ici, la suppression de la cause efficiente du mal n'amène pas nécessairement la guérison de celui-ci, les pustules n'en continuent pas moins leur évolution successive, les infiltrations plastiques et diffuses, les tubercules sous-cutanés se forment et l'inflammation achève son processus. Le plus souvent, obéissant aveuglément aux soins d'un empirique, la pauvre victime atteinte d'un sycosis, appliquera sur son mal force pommades irritantes, force caustiques, augmentant ainsi et favorisant à son insu le travail inflammatoire, le processus hyperhémique qui n'est déjà que trop violent. L'affection pourra alors s'éterniser et en arriver à ces complications sérieuses que nous avons précédemment signalées. Que si, au contraire, suivant un traitement rationnel et guidé par des conseils éclairés, le malade combat l'inflammation par des antiphlogistiques, des émollients, il verra son mal diminuer d'intensité et espèrera bientôt une prompte guérison. Ce qui constitue, en effet, le caractère parfois sérieux du sycosis, c'est sa ténacité; la mentagre non parasitaire peut guérir, en effet, par les simples lois de la nature, par le fait de l'évolution morbide qui l'a produite.

Mais le médecin ne saurait, ne doit pas compter sur ce mode de terminaison de la maladie. Elle pourrait, en effet, se faire attendre trop longtemps, et nous savons, d'ailleurs, quelles en sont les cruelles conséquences. Le sycosis, simplement, purement accidentel, peut n'être que transitoire (folliculite simple). Disons aussi, et c'est ce qui arrive lorsqu'il est entretenu par une cause interne, que le sycosis non parasitaire récidive plus ou moins fréquemment; c'est une considération dont on doit toujours tenir compte, au point de vue du pronostic de l'affection.

Nous avons terminé la description nosographique du *sy-*

cosis non parasitaire; mous ferons plus tard l'étude de son étiologie, de son diagnostic et de son traitement.

Nous allons maintenant passer à la description d'une autre forme de sycosis, le *sycosis de cause parasitaire.*

QUATRIÈME PARTIE

DU SYCOSIS PARASITAIRE. SES RELATIONS INTIMES AVEC LA TRICHOPHYTIE DONT IL N'EST QUE LA PHASE ULTIME. QUELQUES CONSIDÉRATIONS NOUVELLES SUR LE CRYPTOGAME DERMOPHYTE QUI CAUSE L'AFFECTION. CARACTÈRES DU SYCOSIS PARASITAIRE.

Le sycosis parasitaire est actuellement regardé par l'École française comme produit par un parasite végétal, dont les sporules pénétrant au sein du follicule pileux, y déterminerait l'altération du poil, sa chute, et, consécutivement, l'inflammation et la supuration du follicule pileux. Ce parasite, ainsi que nous l'avons exposé plus haut dans l'*Historique du sycosis,* fut découvert d'abord par Gruby (en 1842) qui lui donna le nom de *microsporon mentagrophytes,* puis étudié d'une manière plus complète par Malmsten (1845) et par Bazin (1853). Le cryptogame fut alors débaptisé et confondu avec celui qui produit la teigne tondante sous le nom de *trichophyton tonsurans.*

D'après M. Robin, le trichophyton tonsurans est un champignon de la division des arthrosporées, tribu des torulacées, uniquement formé de spores rondes ou ovales, transparentes et incolores. « Les spores donnent naissance à des filaments articulés, constitués par des spores enchaînées en filaments moniliformes.... »

Bazin (Leçons sur les affections cutanées parasitaires. 2ᵉ édit., 1862, p. 192) définit ainsi le cryptogame en question :

« Le trychophiton est en grande partie ou presque exclusivement composé de spores, et, par ce caractère, il se distingue des autres champignons des teignes. On lit même dans les traités spéciaux que les spores sont ses seuls éléments constitutifs.... Je suis porté à croire, qu'au début de la teigne tondante, de même qu'à une période avancée de la maladie, des tubes de mycelium existent au milieu de spores innombrables. A une époque intermédiaire, quand le cryptogame est dans toute la force de son développement, les spores seules le constituent, et c'èst en vain qu'on chercherait un autre élément. »

Depuis Bazin, le trichophyton tonsurans est donc resté une individualité botanique. On l'a décrit encore en France comme espèce particulière et distincte. On le range à côté de l'achorion, du favus, etc... On lui trace son petit cycle morbide, sa petite campagne pathologique pour ainsi dire, dont nos éléments cellulaires font les frais et... on ne va pas plus loin.

A l'étranger, cependant, les observateurs ne se contentèrent pas de la simple découverte d'un cryptogame dermophyte, ils cherchèrent à en connaître la nature intime, à en pénétrer les causes de développement ; ils essayèrent enfin d'appliquer leurs découvertes à l'étude étiologique des maladies parasitaires. Qu'il nous suffise de citer les travaux de Lowe (1850), de Hébra (1854). de Kühn, les recherches de *de Bary*, de Hoffmann, de Pick, de F. Cohn, de Klebs, de Fritsch, de Köbner, de Hallier (1860), de Newmann, de Grawitz, etc., pour montrer avec quelle ardeur de nombreux savants étrangers se vouèrent à l'étude des *cryptogames dermophytes*.

Sans vouloir un seul instant nous écarter de notre sujet, et faire ici de la mycologie générale, disons seulement que nous tendons de plus en plus à admettre les théories botaniques modernes au sujet de la nature des cryptogames dermophytes.

Quels sont donc les éléments caractéristique se ce que nos dermatologistes actuels appellent le trichophyton tonsurans? Ce sont : 1º des corpuscules désignés très improprement sous le nom de *spores*, alors que ce sont de *macroconidies* ou *chlamydospores,* et 2º des filaments articulés en forme de chapelet, qui constituent le *mycelium.*

Voilà ce que le microscope nous montre; mais ce qu'il ne nous montre pas, et ce qui semble plus difficile à admettre, c'est que ces éléments cryptogamiques que nous constatons entre les cellules épidermiques, dans les poils, dans les follicules pileux, dans les gaînes et les couches épithéliales, etc., ne sont que le mycelium plus ou moins stérile, plus ou moins jeune de plusieurs variétés d'hyphomycètes. Ces organismes sont singulièrement modifiés par la matière nutritive qui les entoure, par le milieu, la température ambiante et par d'autres conditions que nous ne pouvons exposer dans ce modeste travail. Ces formes, ces éléments que nous appelons microsporon, Trichophyton..., semblent donc provenir des conidies et du mycelium de cryptog. plus élevés dans l'échelle organique, de ceux que l'on désigne sous le nom d'hyphomycètes. Ceux-ci, après avoir été déposés sur la peau, dans certaines conditions, restent pendant plus ou moins longtemps à l'état de micrococcus, d'oïdium, etc...,jusqu'au jour où placés enfin dans un milieu favorable à leur développement, ils pourront s'accroître et proliférer.

« Quiconque a la moindre notion de la nature des hyphomycètes, dit Neumann, (Leçons sur les maladies de peau, page 547), ne saurait s'étonner qu'on n'ait pas observé la fructification de ces organismes sur la peau humaine ou qu'on n'en ait pas vu portant seulement des *hyphas* ; en effet, un rien peut en gêner le développement. Si donc il naissait des *hyphas* à la surface du tégument, elles ne tarderaient pas le plus souvent à être enlevées par le frottement des vêtements ; quant aux hyphomycètes qui sont parvenus à s'acclimater, il ne leur reste d'autre mode de développement que celui du mycelium et des autres formes, ci-dessus décrites, qui en procèdent. La présence de l'*aspergillus nigricans*, et d'autres variétés dans l'oreille et les cavernes pulmonaires de l'homme, prouve que ce genre de champignons peut développer des hyphas portant des conidies, quand les circonstances sont favorables. »

Telles sont les doctrines des mycologistes actuels, au sujet du polymorphisme des cryptogames. Telles sont celles que nous sommes le plus disposé à admettre.

Nous terminons là nos considérations sur le parasitisme végétal ; nous nous sommes peut-être déjà trop étendu sur ce sujet. Depuis plusieurs années du reste, en vue de notre doctorat ès sciences naturelles, nous nous occupons de l'étude des hyphomycètes et des schizomycètes considérés dans leurs rapports avec la dermatophytologie et nous espérons être bientôt à même de terminer notre travail.

Faisons considérer, toutefois, qu'étudiant ici l'influence

du dermophyte sur le follicule pileux, nous décrirons le sycosis parasitaire tel que le comprennent nos maîtres; nous continuerons donc dans cette étude essentiellement clinique à admettre le trichophyton tonsurans comme espèce particulière. donnant lieu à des manifestations spéciales. Laissant de côté ses effets sur le *cuir chevelu* (teigne tonsurante des auteurs), nous ne nous occuperons que des es manifestations sur les parties pileuses de la face; de plus, nous décrirons sommairement l'influence du trichophyton sur les parties glabres du corps ; en un mot, nous exposerons brièvement les caractères de la *trichophytie circinée* : telle est l'expression heureuse par laquelle M. Hardy a proposé de désigner les effets dus à l'évolution du parasite sur les couches superficielles des téguments, évolution dont le *sycosis* dit *parasitaire* n'est que la terminaison possible en certains cas.

Les premières manifestations du trichophyton sur la peau, dit M. Lailler, sur les parties glabres, principalement, où elles sont plus évidentes, consistent en éruptions érythémateuses ou vésiculeuses. Erythème ou herpès parasitaires, quand on vise leur nature; érythème ou herpès circiné, quand on vise leur forme la plus habituelle ces deux formes ne sont le plus souvent que constituées par un dégré variable d'instensité dans la réaction produite sur la peau par le champignon. D'après les expériences de M. Bouchard, d'après les nôtres sur nous-même, il suffit de huit à douze jours pour qu'un fragment mycélique de trichophyton, introduit par inoculation dans les couches superficielles de l'épiderme, produise ses effets. Nous ne saurions donner de cette trichophytie cutanée, développée après inoculation, une meilleure description que celle que M. Lailler nous laisse dans son

ouvrage : (Leçons cliniques sur le teignes. Paris, 1878).
Aussi nous permettrons-nous de citer textuellement les
paroles de cet auteur : « Le premier phénomène constaté,
quand le champignon se développe, est une tache lenticu-
laire, d'un rouge assez vif, disparaissant presque complètement par la pression, accompagnée d'une légère desquamation furfuracée de l'épiderme, accompagnée aussi de cuisson et de démangeaisons. A la surface de cette tache, le
plus souvent a sa circonférence, en deux ou trois points,
on trouve l'épiderme un peu translucide, légèrement sou-
levé, et donnant tout à fait l'apparence d'un grain de millet. Si on vient, à l'aide d'une pointe d'aiguille, à déchirer
ce grain de millet, on voit sourdre une fine goutelette de
liquide ; l'existence d'une vésicule est alors des plus nettes.
Souvent aussi, quelque soin que vous mettiez dans vos
recherches, quelque attention que vous apportiez dans
votre examen, vous n'obtiendrez pas de liquide, et vous
trouverez, sous ce soulèvement épidermique, une vacuole
vide, le liquide paraissant avoir été résorbé, car l'existence
des vésicules est des plus éphémères.

« L'éruption faisant des progrès, de nouvelles taches se
produisent, mais en nombre restreint, ce qui est un caractére important de la nature parasitaire du mal. Les ancien-
nes taches s'étendent par leur circonférence, et à mesure
que se fait l'extension, le centre de la tache desquame,
pâlit, et reprend l'apparence normale. C'est ainsi qu'à la
tache succède un cercle, un anneau véritable, l'éruption
devient nettement circinée. Si la tache est unique, il se
forme un cercle complet ; si au contraire les taches sont
multiples et assez rapprochées, elles arrivent à se rencontrer dans leur développement centrifuge, tout en se limi-
tant réciproquement. C'est alors qu'on a, au lieu de cercles

complets, une éruption à bords festonnés et convexes en dehors, ces festons résultant de l'intersection des arcs de cercle à leur point de rencontre. C'est sur ces arcs de cercle ou festons qu'on aperçoit les vésicules ; c'est dans les squames circonférentielles ou dans les poils follets qu'elles enserrent, qu'on doit chercher les éléments caractéristiques du trichophyton. »

On observe alors en traitant les squames par une solution diluée de carbonate de potasse, des éléments cellulaires, les uns isolés, les autres groupés en files, interposés entre les cellules épidermiques. Ces éléments sont de deux ordres, ainsi que nous avons pu nous en rendre compte sur une préparation que M. Lailler a eu la bonté de nous faire voir à son laboratoire de l'hôpital Saint-Louis. 1° On y reconnaît des macroconidies ou chlamydospores se présentant sous forme de corpuscules ronds, ou légèrement ovales, incolores, à pouvoir réfringent considérable, mesurant $0^{mm},0034$ à $0^{mm},004$ de diamètre. Les spores peuvent être isolées, ou réunies bout à bout en forme de filaments plus ou moins régulièrement étranglés. 2° Des tubes de mycelium, constituant des filaments légèrement flexueux, très rarement ramifiés et le plus souvent simples. Leur diamètre est à peu près égal à celui des spores, au milieu desquelles ils sont entremêlés.

Dans les *poils follets*, il nous a semblé que la recherche des éléments cryptogamiques était beaucoup plus difficile; nous avouons n'avoir pu découvrir bien nettement le parasite que dans quelques préparations seulement ; dans ces cas, nous avons observé des macroconidies isolées et des tubes de mycelium interposés entre les éléments celluleux du jeune poil.

Il faut rapprocher de l'érythème et de l'herpès circinés

parasitaires, dont nous avons donné ci-dessus la description d'après M. Lailler, une autre forme connue sous le
nom d'herpès iris. Cette forme s'observe le plus souvent
lorsque deux anneaux érythémateux se formant successivement et par extension centrifuge, le dernier anneau semble enfermer le premier qui est encore en pleine évolution.
Les deux zones offrent alors lorsqu'on les regarde, une
sorte de châtoiement spécial, un reflet particulier tenant à
la disposition d'une série de nuances dont l'ensemble rappelle les couleurs de l'arc-en-ciel.

L'étendue des cercles érythémateux est très variable :
au cou, au thorax, nous en avons vu se dessinant sous
forme d'arcs de cercle du diamètre de 12 à 15 centimètres.
Le siège le plus habituel de l'herpès circiné parasitaire est
le cou, la nuque, les joues, le menton, etc... Signalons ici
la possibilité d'une éruption d'herpès ou d'érythème
circinés, sur le dos de la main, chez les individus, qui,
porteurs d'une plaque érythémateuse de nature parasitaire sur le menton ou les joues, essaient de calmer les
violentes démangeaisons qu'ils éprouvent en se frottant
avec le dos de leur main ; de même le transport du champignon sous l'ongle par le fait du grattage, peut déterminer
l'affection connue sous le nom d'onychomycosis. (Neumann,
loc. cit., p. 576. Hébra, Kaposi.)

Il nous faut rapprocher de l'herpès circiné de nature parasitaire, une affection que Köbner, Pick et Hébra ont décrite sous le nom d'*eczéma marginé*. L'affection aurait pour
point de départ la face interne de la cuisse gauche, le plus
fréquemment ; celle-ci, en contact permanent avec le scro-
tum, garderait toujours une certaine humidité : Les auteurs que nous avons cités, y auraient constaté la présence

de filaments de mycelium et des spores assez analogues
aux éléments du trichophyton.

Nous ferons plus tard le diagnostic de l'herpès circiné
parasitaire ; nous verrons aussi quelles sont les circonstances étiologiques qui favorisent son évolution et son développement. Nous insisterons seulement ici sur cette par-
ticularité que l'affection est très contagieuse, ce qui s'explique d'ailleurs très bien par la situation du champignon
dans les couches les plus superficielles de la peau.

Lorsque les cercles d'érythème et d'herpès circinés siègent sur le visage, et dans la barbe, chez l'homme adulte,
ils peuvent n'avoir qu'une durée très éphémère et passer
même presque inaperçus. Le malade n'est le plus souvent
averti de leur présence que par le prurit qu'ils occasion-
nent ; il vient alors consulter le médecin pour ce qu'il appelle une *dartre farineuse*. A la face, fait remarquer M. Lailler, la desquamation épidermique furfuracée est plus abondante que partout ailleurs ; la peau semble saupoudrée
d'une poussière blanchâtre, floconneuse et lamelleuse, ce
qui a valu à cette période de la trichophytie le nom de *pityriasis alba*.

C'est au début de cette période que le cryptogame envahit les gaines épidermiques du poil ; celui ci commence à
s'altérer, il change de couleur, devient terne, grisâtre, plus
grêle ; il perd de sa solidité, et se brise facilement. A son
point d'émergence, la peau semble rugueuse, chagrinée ;
en y regardant de près, on constate alors, comme dans la
teigne tonsurante, une sorte de manchon amiantacé entourant le poil, manchon uniquement constitué par des squames de nature épithéliale, des éléments épidermiques en
voie de déformation, et par des spores de trichophyton. Si
la gaine est incomplète, dit Bazin, on voit au centre de ce

petit manchon grisâtre, un point noir qui répond à l'extrémité du poil cassé. Ce phénomène s'observe plus rarement dans la trichophytie de la barbe, que dans celle du cuir chevelu ; ce qui tient à ce que le poil de barbe, plus fort et plus résistant que le cheveu, se laisse casser moins facilement. Au microscope, il est facile de reconnaître dans la constitution de ce manchon pityriasique 1° des éléments *cellulo-épidermiques* parfois roulés sur leurs bords, 2° des *cellules épithéliales* déformées, 3° enfin des *spores*, des *filaments de mycelium*. Telles sont les deux premières périodes, les phases pour ainsi dire classiques de la trichophytie. La période sycosique n'est pas encore constituée ; parfois le parasite semble se plaire à rester dans les couches superficielles des téguments et comme il est alors facilement transmissible il se développe par contagion, soit qu'il évolue sur une autre partie du corps chez le même sujet, soit qu'il se propage chez d'autres individus. C'est alors que le rasoir, la savonette, la serviette du barbier peuvent servir d'agent de transmission pour le cryptogame. Ainsi s'expliquent les petites épidémies observées dans diverses localités, petites épidémies de famille pour ainsi dire, comme celles que le Dr Bernard nous a signalées dans ces derniers temps à Castelginest près de Toulouse, et comme il nous a été donné d'en voir parmi nos militaires.

Lorsque la trichophytie siège sur le cuir chevelu, c'est à la période du pytyriasis alba parasitaire que l'altération des poils devient plus prononcée : sous l'influence du cryptogame épidermophyte, les cheveux deviennent cassants; ils se brisent et se tortillent sur eux-mêmes; ils tombent par plaques circulaires, et leur chute laisse après elle une plaque arrondie, plus ou moins régulière, en forme de

tonsure qui a valu à cette maladie le nom d'herpès, de teigne tonsurante (Guibout).

Dans la trichophytie de la face, nous n'observons plus
ces tonsures si caractéristiques au cuir chevelu, le parasite ne produit pas de suite la chute du poil de barbe ; mais
nous allons le voir, après s'être infiltré dans les couches
les plus superficielles des téguments, devenir *dermophyte*,
dans le sens propre du terme, pénétrer les gaines et les
follicules des poils, et en produire alors l'inflammation.

Qu'il nous soit permis cependant, d'émettre ici une opi-
nion qui résulte de nos observations personnelles : la phase
dite pityriasique nous a paru le plus souvent manquer ou
tout au moins passer inaperçue dans la trichophytie de la
face ; la phase sycosique semblait alors succéder sans intermédiaire aux plaques érythémateuses, initiales.

Le passage de la période pityriasique à la période vraiment sycosique est marqué par la formation de pustules
acuminées, situées à la base des poils. Ces pustules dont
nous avons indiqué plus haut les caractères et le mode d'é-
volution sont remplacées bientôt par de petites croûtes
jaunâtres ou brunâtres qui peuvent rester individuelles,
isolées, ou former par leur réunion une concrétion unique,
plus ou moins large, au travers de laquelle on voit passer
quelques poils plus ou moins flétris et décolorés (Bazin).

Dès lors, l'*état sycosique* est constitué, le parasite a pé-
nétré dans le follicule pileux, et se trouve immédiatement
en contact avec la papille pilifère dont il produit l'irritation et l'inflammation. En même temps, le derme se con-
gestionne, les parties profondes de la peau, voisines du follicule s'enflamment et de petits noyaux d'induration, commençant à s'organiser, forment sur certains points de
légers reliefs. L'inflammation peut ne pas rester limitée

aux follicules, elle s'étend peu à peu dans les tissus environnants. Le tissu cellulaire s'indure, les aréoles dermiques se transforment en petits foyers phlegmoneux. On sent alors sous le doigt des nodosités profondes, des tubercules sous-cutanés plus ou moins mobiles. La face offre en certains endroits un aspect caractéristique ; elle est tuméfiée, recouverte de bosselures livides et parfois suintantes. Les traits sont déformés, et les mouvements de la mâchoire sont parfois en través au point d'empêcher la mastication et la parole. Signalons encore, comme complications fréquentes, la formation de furoncles, de phlegmons, d'abcès plus ou moins vastes qui viennent encore ajouter aux tristes effets du mal.

Insistons ici sur un fait capital : tandis que dans l'érythème et le pityriasis alba, nous avons eu pour ainsi dire le parasite sous nos yeux, et que nous avons assisté à son évolution et à son œuvre de destruction ; dans cette phase ultime de la trichophytie, dans le sycosis confirmé, il échappe, le plus souvent, à nos recherches.

Au milieu de ce travail morbide, suscité par lui-même, au milieu de ces follicules enflammés, de ces foyers phlegmoneux, le champignon, cause efficiente du mal, est détruit à son tour, et emporté par la suppuration. Cette destruction du parasite par le pus, cette épilation naturelle par le travail suppuratif, si bien exposée par Bazin, nous fait comprendre comment le sycosis parasitaire peut guérir, comme le sycosis non parasitaire, par la seule force de la nature ; mais ce mode de guérison, quoique possible est bien rare, et n'est souvent obtenu qu'aux prix des plus grandes souffrances.

On comprend aussi comment plusieurs observateurs, trompés par l'apparence, et recherchant le cryptogame dans les produits pathologiques, ne l'ont point rencontré, et ont nié si longtemps l'existence d'un *sycosis de nature parasitaire.*

La marche du sycosis est rarement uniforme, nous dit Bazin (Dict. encyclop. des sciences médicales) : « Souvent, après un état chronique, longtemps prolongé, l'inflammation se réveille tout à coup, et une véritable poussée aiguë de pustules, de tubercules ou de furoncles vient modifier profondément l'aspect et l'allure de l'affection. Et ces alternatives peuvent se répéter un grand nombre de fois, sous l'influence de causes locales ou générales dont le secret souvent échappe. »

Le siège le plus fréquent du sycosis parasitaire est la face ; le menton, les joues, surtout près l'angle de la mâchoire, la partie antéro-supérieure du cou, sont les lieux de prédilection de l'herpès circiné et partant du sycosis parasitaire. Toutefois il peut siéger sur d'autres régions ; Bazin l'a observé sur le dos de la main, chez un mentagreux ; il avait été précédé d'un herpès transmis directement par le frottement du dos des mains sur la face, frottement exercé par le malade dans le but de calmer la démangeaison qu'il ressentait à la figure. Nous savons ce qu'il faut penser du sycosis de l'aisselle ; le plus souvent il est consécutif à un eczéma de cette région.

Le sycosis parasitaire est une affection plus grave et plus sérieuse que le sycosis non parasitaire. En ce sens qu'à l'intensité plus grande de ses manifestations, se joint encore un nouvel élément d'extension du mal ; nous voulons parler de la multiplication possible du parasite et de son développement continuel sur un ou plusieurs points du visage et du corps. Disons cependant, et nous nous appuyons surtout sur nos observations personnelles. L'état sycosique n'est pas fatalement lié à une éruption trichophytique ; il nous est arrivé maintes fois, en effet, de voir chez certains sujets des *éruptions érythémateuses de nature bien évidemment parasitaire*, être très confluentes, et évoluer complètement, puis disparaître sans autres manifestations. Chez d'autres individus, au contraire, nous avons vu un simple cercle érythématique parasitaire s'accompagner en peu de temps d'une éruption pustuleuse, bientôt suivie d'indurations tuberculeuses les plus caractéristiques d'un sycosis invétéré. Il est donc impossible, ainsi que le prouvent les observations cliniques qui accompagnent notre modeste travail, de prévoir d'avance l'évolution de la trichophytie dans ses manifestations sur les parties villeuses de la face. Tel herpès, tel érythème circiné parasitaire paraîtra et sera, en effet, des plus bénins ; tel autre, avec des apparences tout aussi bénignes, s'accompagnera de manifestations sycosiques des plus intenses. Il y a donc là évidemment une idiosyncrasie particulière, une sorte de prédisposition individuelle qui fait que sur tel sujet l'élément cryptogamique ne peut se développer, tandis que sur tel autre le champignon dermophytique trouve toutes les conditions possibles à son évolution.

Nous nous trouvons donc ici fatalement amené à faire l'étude de l'*étiologie du sycosis parasitaire* et du sycosis *non parasitaire*.

Nous devrons examiner les *causes* qui favorisent le développement de la maladie qui nous occupe, pour pouvoir les éviter ; nous rechercherons enfin les conditions les plus propres à l'évolution des principes cryptogamiques que nous savons être la cause efficiente du *sycosis parasitaire*,

Mais avant de procéder à cet examen, il nous semble indispensable de terminer d'abord la description nosogra-

phique du sycosis ; nous ferons donc de suite : 1° le diagnostic du sycosis et des autres dermatoses, avec lesquelles on pourrait le confondre ; puis, 2° le diagnostic du sycosis non parasitaire avec le sycosis parasitaire.

CINQUIÈME PARTIE.

DIAGNOSTIC DU SYCOSIS EN TANT QU'AFFECTION GÉNÉRIQUE AVEC LES AUTRES DERMATOSES.

A la première période du sycosis parasitaire, l'*érythème
circiné* précurseur pourrait être confondu : 1° avec le *lupus
érythémateux discoïde* ; on se basera, pour éviter l'erreur,
sur la lenteur de développement, la fixité, la forme de la
lésion ; enfin, comme le dit M. Lailler, sur l'apparence cicatricielle que laisse toujours après elle une lésion scrofuleuse de longue durée.

2° Le *lupus érythémateux disséminé* se reconnaît à ses
caractères éruptifs spéciaux, parfois à ses petites phlyctè-
nes ; ces deux affections voisines ont, du reste, un certain
cachet pour ainsi dire scrofuleux, qui les font aisément
diagnostiquer.

3° Le diagnostic n'est pas si facile, quand il s'agit d'une
syphilide à forme circinée.

Nous nous souvenons, entre autres, d'un certain cas observé chez M. Vidal (hôpital Saint-Louis), salle Saint-Jean,
lit n° 69 ; les syphilides étaient discrètes, irrégulièrement
espacées sur la face et le cou, et leur forme festonnée pou-

vait faciement en imposer pour un herpès circiné parasitaire. Cependant l'absence de démangeaisons, de desquamation furfuracée, la netteté de l'élément papuleux, la couleur caractéristique, la teinte cuivrée particulière, mettront peut-être sur la voie du diagnostic. Ajoutons à ceci les antécédents et peut-être l'existence d'autres manifestations syphilitiques, et nous aurons un moyen assez sûr de reconnaître la diathèse.

4° Quant aux *erythèmes simples*, dit M. Lailler, qui succèdent quelquefois à l'application de causes irritantes, savon, acides, etc..., il suffira d'éloigner la cause pour faire cesser l'effet ; la rougeur disparaîtra alors peu à peu. Il faut aussi se souvénir de la coïncidence fréquente de l'herpès circiné au menton et au dos de la main : l'existence simultanée de ces deux lésions, serait une grande présomption pour la nature parasitaire du mal.

5° Disons enfin, qu'à la période érythématique, la lésion pourrait être confondue en raison de sa forme arrondie avec les *affections psoriasiques*. Toutefois le psoriasis siège le plus souvent aux membres, aux coudes, aux genoux, au tronc, et se caractérise par ses écailles argentées, micacées, qui s'exfolient en petites plaques : de plus, il est fort rare dans les régions où siègent habituellement les affections trichophytiques, c'est-à-dire à la face, au menton, aux joues, au cou, etc....

L'*état pityriasique parasitaire* de la face ne saurait être confondu avec l'eczéma de la face devenu squameux et pityriasique ; les commémoratifs, la marche de l'affection, le suintement particulier initial (quand il existe) empêcheraient la confusion. D'un autre côté, dans l'eczéma de la face, le visage tout entier est comme saupoudré, la peau est couverte d'un sablé blanchâtre assez régulier ; dans la trichophytie, au contraire, les parcelles amiantacées pity-siques s'acriacumulent et s'accusent surtout au pourtour des poils,qu'elles entourent comme d'un manchon.

Lorsque la trichophytie de la face en arrive à la période sycosique confirmée, le diagnostic peut présenter de plus grandes difficultés : parmi les affections qui peuvent alors être confondues avec le sycosis, nous citerons surtout l'impétigo, l'acné, l'ecthyma, le furoncle, le lichen, les abcès symptomatiques d'une carie dentaire, les syphilides circonscrites. (Bazin. Dict. encycl. des scienc. médic. Article Mentagre.)

Dans l'*impétigo*, les pustules sont plus groupées, plus ramassées que dans la mentagre ; elles n'ont pas pour siège exclusif, la base des poils. La pustule impétigineuse est purulente dans sa totalité ; la base de la pustule sycosique est, au contraire, papuleuse ; le sommet, seul, en est purulent, et sa forme est acuminée. Au point de vue de leur durée, les pustules sycosiques et impétigineuses diffèrent essentiellement. Celles de l'*impétigo* se rompent après un laps de temps très court, vingt-quatre, trente-six ou quarante-huit heures tout au plus ; celles du *sycosis* n'arrivent à leur dessication qu'après une durée de cinq, six ou sept jours après leur éruption.

Aux pustules impétigineuses succèdent une exsudation séro-purulente, puis des croûtes flavescentes, couleur de miel, molles et étendues. Dans le sycosis, l'exsudation est fort peu abondante, et elle se concrète très rapidement en croûtelettes brunâtres, individuellement déposées sur le sommet de chaque pustule. Enfin, dans l'impétigo, nous ne constaterons jamais ces tubercules sous-cutanés, ces nodosités profondes, ces foyers phlegmoneux qui suivent si souvent l'apparition des pustules sycosiques.

Dans l'*acné*, les pustules sont plus superficielles, plus isolées, plus enflammées ; jamais elles ne sont en groupe ; elles suppurent plus incomplètement, et ne donnent jamais lieu à ces croûtes particulières au sycosis. Les pustules acnéiques ont pour siège habituel les régions riches en glandes sébacées : le nez, le front par exemple, tandis que le sycosis affecte de préférence le menton, les joues..., en un mot les parties où prédomine le système pileux.

L'*ecthyma* est peu fréquent à la face ; on le distinguerait aisément par la largeur, l'aplatissement de sa pustule, par l'auréole inflammatoire qui l'entoure ; par le liquide purulent et sanieux qui se forme en abondance, et enfin par cette croûte épaisse, saillante, noirâtre qui recouvre cette pustule.

De même le *furoncle*, affection simple, jamais compliquée de tubercules, ni d'indurations sous-jacentes, ne saurait permettre le doute.

Le *lichen de la face* pourrait offrir quelques traits de ressemblance avec le sycosis ; mais la persistance, l'intensité du prurit qui accompagne son évolution ; la forme de ses papules, se développant non pas seulement à la base des poils, mais au front et sur d'autres régions inconnues au sycosis, feront distinguer les deux affections.

Quant aux *abcès symptomatiques des caries dentaires*, nous en parlons, à l'exemple de Bazin, mais nous ne pouvons nous empêcher de convenir que le moindre examen un peu attentif fera toujours distinguer ces tumeurs arrondies, molles et le plus souvent fluctuantes avec les indurations caractéristiques de la mentagre.

Les *syphilides pustuleuses et tuberculeuses*, siégeant au visage, peuvent avoir quelque ressemblance avec le sycosis *pustuleux ou tuberculeux*.

« Dans la syphilide pustuleuse, dit Bazin, l'éruption est rarement limitée à la face, mais on la retrouve sur d'autres régions où la mentagre ne se montre jamais. Les pustules syphilitiques ne sont pas traversées par les poils ; elles se recouvrent de croûtes verdâtres ou brunâtres épaisses, très adhérentes ; une auréole sombre et cuivrée les entoure.

« Quant aux tubercules syphilitiques, il est également peu ordinaire que la face en soit le siège exclusif ; ils sont durs, indolents, ternes, de couleur bronzée ou d'un rouge obscur, peu volumineux, ils ne dépassent presque jamais la face profonde de la peau, se recouvrent après ulcération de croûtes épaisses, noirâtres, vernissées, enchâssées dans le derme, et laissent à leur suite des cicatrices toujours reconnaissables. Ces caractères suffisent à les distinguer des tubercules sycosiques qui ont un siège topographique spécial, une couleur rouge inflammatoire, des dimensions parfois considérables, et qui s'étendent presque toujours au tissu cellulaire sous-cutané. »

A ces caractères distinctifs si bien exposés par Bazin (Dict. encycl. des scienc. médic.), ajoutons que les syphilides ont été, dans la grande majorité des cas, précédées ou accompagnées d'autres manifestations qui ne laissent aucun doute sur la nature de la maladie. Avant de terminer ce chapitre de notre travail qui a trait au diagnostic de la mentagre avec les autres dermatoses, il nous paraît indispensable de dire deux mots de ces formes de sycosis que Bazin désigne sous le nom de sycosis composés, ainsi que des pseudo-sycosis ou affections sycosiformes.

Lorsque la syphilis ou la scrofule se traduisent par des éruptions cutanées de nature pustuleuse et tuberculeuse, il peut arriver que les follicules pileux participent accidentellement au processus inflammatoire et en soient plus ou moins profondément altérés ; alors se trouve constitué un sycosis d'une nature particulière, sycosis greffé, pour ainsi dire, sur une lésion syphilitique ou scrofuleuse initiale, et que l'on nomme depuis Bazin : *Sycosis composé.*

Sous le nom de *pseudo-sycosis*, de *sycosis consécutif*, nous désignerons, d'une manière générale, l'existence de nodosités, d'indurations sous-cutanées, en un mot d'un processus sycosique compliquant une éruption impétigineuse ou eczémateuse quelconque. Le passage suivant, relaté dans la thèse de M. Kinzelbach sur l'eczéma pilaire (Paris, 1879), nous montre fort bien le sycosis compliquant cette affection : « Le derme, à la longue, peut aussi avoir sa part dans la marche de l'affection. Il présente alors une tuméfaction profonde, un épaississement marqué. La peau est parsemée de fissures, de crevasses, de lignes étendues dans toutes les directions. Le tout présente l'aspect du véritable eczéma fendillé, à suintement si abondant.

« Arrivé à ce degré, le processus morbide ne s'en tient pas là ; s'étendant plus profondément encore, il arrive au follicule pileux, qui ne tarde pas à se prendre à son tour. On trouve alors, au-dessous de la plaque rougeâtre, humide et squameuse au début, des indurations plus ou moins profondes, des abcès sous-épidermiques, manifestés par des pustules traversées par des poils. Papuleuses á la base, purulentes au sommet, acuminées, elles se rompent, et le liquide qu'elles contiennent forme, en se desséchant, une croûte brunâtre, mince, peu adhérente, individuelle pour chaque pustule, dans le cas de dissémination, unique quand il y a groupement, noirâtre et traversée par des poils. La formation du pus s'arrête au-dessous pour recommencer en d'autres points peu éloignés. Si l'on ajoute à cela la chute des poils et la formation de cicatrices, on reconnaît facilement à ces signes les caractères propres du sycos is»

Nous avons cité plus haut le fait relaté par M. Guibout, dans ses Leçons cliniques, d'un sycosis compliquant un impétigo ; cette dernière affection masquait entièrement les caractères du sycosis. Ces pseudo-sycosis, dont nous ne pouvons que faire ici une étude très sommaire, sont cependant très importants à connaître. De leur diagnostic dépend souvent la marche de l'affection qu'ils compliquent et surtout le pronostic, en raison du temps plus long, qui devient nécessaire pour la parfaite guérison.

2° DIAGNOSTIC DU SYCOSIS PARASITAIRE ET DU SYCOSIS NON PARASITAIRE.

Le diagnostic différentiel du sycosis parasitaire et du sycosis non parasitaire n'est pas toujours des plus faciles ; à côté des cas où la nature parasitaire du mal se dévoile pour ainsi dire à première vue, il en est d'autres où les difficultés sont telles, comme le dit Bazin, que le praticien le plus instruit, le plus habitué à ce genre de recherches, se voit contraint de rester quelque temps dans le doute.

L'erreur, en effet, ne saurait être possible, lorsque sur un sujet atteint de sycosis, on constate sur d'autres parties du corps, au cou, à la nuque, des cercles herpétiques ou érythémateux, dont les contours festonnés et la forme annulaire ne laissent aucun doute sur la nature parasitaire de la lésion. D'un autre côté, ces deux formes de sycosis ont des traits communs qui peuvent devenir embarrassants pour le diagnostic : sycosis parasitaire et non parasitaire recherchent, tous deux, comme siège de prédilection, les régions velues de la face. Les mêmes lésions anatomiques (tubercules, pustules, engorgements sous-cutanés) peuvent les caractériser l'un et l'autre. Les poils peuvent être ébranlés, la calvitie peut être irrémédiable dans un cas comme dans l'autre (Guibout). Mais opposons ici les caractères distinctifs des deux espèces de sycosis.

Le *sycosis non parasitaire* peut occuper tous les points du visage ; mais son siège de prédilection est la lèvre supérieure, au-dessous de la cloison médiane des fosses nasales. Il est le plus souvent assez bien limité, ses progrès sont très lents, son étendue et son développement sont très restreints. Ce n'est qu'à une période très avancée de la maladie, quand la suppuration s'est emparée du follicule pileux tout entier, que le poil de barbe s'ébranle et tombe ; examiné au microscope, il ne présente jamais d'éléments cryptogamiques. Dans le sycosis non parasitaire, l'affection est ordinairement assez bénigne dans ses effets ; après une éruption de quelques pustules, après le développement de quelques petits tubercules, le mal peut aisément rétrocéder, et la guérison peut avoir lieu : les inflammations intenses, les complications phlegmoneuses sont donc relativement rares dans le sycosis non parasitaire.

Le *sycosis parasitaire* siège rarement à la lèvre supérieure ; le plus souvent il s'étend sur les joues, le cou, les régions sous-maxillaires. Son extension est favorisée par le développement et la propagation du trichophyton ; aussi le sycosis parasitaire est-il un mal tenace, rebelle aux traitements. C'est une affection, que l'on nous pardonne cette expression, dont on n'a jamais le dernier mot. On croit le **sycosis guéri**, il reparaît quelques jours, quelques mois après sous forme d'herpès ou d'érythème, de pustules, etc...

Le poil étant atteint dès le début, on en constate l'altération précoce ; il se casse assez facilement sous la pince de l'épilateur ; vient-on à l'arracher, on constate plus ou moins aisément la présence du cryptogame dans les gaines pileuses radiculaires. Comme le fait si bien remarquer M. Guibout, les accidents inflammatoires étant déterminés et entretenus par l'existence du parasite, sont par ce fait même plus intenses, plus prononcés : souvent comme complications on observe des engorgements, des phlegmons profonds, dus à la phlegmasie du tissu cellulaire sous-jacent.

D'autres signes peuvent encore éclairer le diagnostic de la mentagre parasitaire : signalons la coexistence possible, soit sur la face, soit sur d'autres régions du corps, et notamment sur la partie dorsale des mains et des poignets, de lésions appartenant à une période quelconque de l'évolution trichophytique. Par les commémoratifs on arrivera à connaître parfois, soit les circonstances dans lesquelles la contagion a pu se produire, soit les phénomènes qui ont précédé l'apparition du sycosis (dartre farineuse, dartre piquante, etc..., selon les termes des malades).

D'autres difficultés du diagnostic sont en outre relatives à *l'âge de l'affection* et surtout aux modifications qu'ont pu apporter à l'affection primitive des causes locales ou générales.

Nous savons en effet que le sycosis parasitaire tend de plus en plus, à partir de son début, à perdre ses caractères spéciaux ; c'est ainsi qu'en pleine éruption de sycosis parasitaire, il devient parfois impossible de constater la moindre trace du parasite.

Caractères différentiels du Sycosis parasitaire et non parasitaire.

SYCOSIS NON PARASITAIRE.	SYCOSIS PARASITAIRE.
Siége. — De préférence au menton et à la lèvre supérieure chez les sujets à barbe bien fournie.	Se développe surtout au cou, dans les régions sous-maxillaires, à l'angle des mâchoires et aux joues, même chez les individus presque imberbes. La cause efficiente est un parasite cryptogame, désigné actuellement sous le nom de Trichophyton. Existence de *foyers de contagion* : voisinage d'un individu affecté ; casernes, hôpitaux, — le plus souvent inoculation par un rasoir des éléments cryptogamiques.
Causes et commémoratifs. — Action d'un rasoir ébréché, coupant mal, ou usage de pommades ou topiques irritants. Action irritante d'un coryza chronique, du tabac à priser, usage prolongé de l'iodure de potassium (M. le prof. Fournier).	
Caractères. — Non contagieux, tendance à la guérison naturelle. Evolution éruptive de nature le plus souvent bénigne. Pustules peu nombreuses, disséminées ; engorgements tuberculeux indolents, à résolution facile.	Caractère éminemment contagieux, surtout au début. Propagation des éléments parasitaires. Tendance aux complications phlegmoneuses, aux abcès. Inflammation parfois très intense, revêtant un cachet tout particulier de gravité.
— Récidives très-fréquentes. (le plus souvent)	
Les poils de barbe sont solides, bien implantés, résistants, et gardent ces caractères jusqu'à une période très avancée de la maladie.	Les poils de barbe sont dès le début, grêles, crispés et décolorés, ils se cassent facilement.
Aucune trace de *dermites superficielles* de cause parasitaire. On ne constate ni herpès ni érythème circiné.	Très souvent coexistence d'herpès ou d'érythème circinés parasitaires, sur d'autres parties du visage ou du corps.
Au microscope. On ne trouve aucun élément de nature cryptogamique.	Au *microscope*, on peut trouver les éléments du parasite, ou bien celui-ci peut avoir été détruit par le travail suppuratif ; il fait alors complètement défaut.

Parmi les causes locales qui peuvent altérer les caractères cliniques de l'affection, nous citerons *l'abus des topiques irritants*, dont l'usage prolongé amène presque toujours des poussées inflammatoires artificielles. D'un autre côté, certaines diathèses peuvent donner lieu à des manifestations morbides sur le système tégumentaire. C'est alors que les dermatoses constitutionnelles, arthritides, syphilides, scrofulides, viennent ajouter au sycosis primitif leurs associations et combinaisons multiples, et compliquer le problème, déjà si complexe.

Nous donnons ci-dessus le tableau comparatif des caractères du sycosis parasitaire et du sycosis non parasitaire. Après l'étude que nous en avons faite précédemment, on comprend la difficulté de créer des types cliniques qui puissent servir de base au diagnostic des deux affections. Ces types cliniques n'existent pas, ne peuvent pas exister, et lorsque l'on observe, comme nous l'avons fait, plusieurs individus atteints de sycosis, on serait tenté de dire : « En clinique, il n'y a pas de mentagres, il n'y a que des mentagreux. »

Nous allons maintenant étudier l'*Étiologie générale* du sycosis : nous commencerons par le sycosis non parasitaire, puis nous ferons l'Étiologie du sycosis parasitaire et nous examinerons les causes de son développement.

SIXIÈME PARTIE

ETIOLOGIE DU SYCOSIS NON PARASITAIRE

Le sycosis appartient de fait aux adultes et au sexe masculin ; on l'observe très rarement chez la femme, quoi qu'en disent certains auteurs, et jamais chez l'enfant. L'affection semble dépendre des conditions de croissance, de développement et d'état de la barbe ; nous regrettons d'être ici en opposition avec les doctrines du professeur Hébra, mais toujours il nous a paru que les individus qui ont l'habitude de porter toute leur barbe sont moins sujets au sycosis que ceux qui font un fréquent usage du rasoir. On peut rencontrer le sycosis depuis la puberté jusque dans le cours de la vieillesse; cependant le maximum d'intensité de la mentagre semblerait être entre 25 et 45 ans.

L'affection peut se montrer en tout temps, mais de préférence aux époques où se produisent les variations atmosphériques dues au changement de saison, au commencement du printemps et de l'automne. Disons, à cette occasion, que d'après quelques auteurs, le sycosis serait plus fréquent dans le midi que dans le nord de la France. Nous regrettons vivement le peu d'empressement qu'ont mis certains membres du corps médical de Marseille, à nous aider dans notre travail. Leurs observations nous auraient probablemeut été d'une grande utilité.

La malpropreté, la misère, les excès de tout genre, surtout ceux de table, peuvent favoriser l'apparition du sycosis, surtout chez des sujets prédisposés par une constitution spéciale ; il en est de même de certaines boissons telles que café, thé, liqueurs alcooliques, qui possèdent une réelle influence morbigène à laquelle certains organismes sont très sensibles.

Un mauvais rasoir, par son action incessante, peut produire et entretenir le sycosis : il est, en effet, très-facile de concevoir que le passage plus ou moins rude d'un instrument ébréché sur les orifices des follicules pileux, le tiraillement et l'ébranlement des poils au moment de leur section, puissent donner lieu à une irritation inflammatoire et par suite aux phénomènes sycosiques. C'est également par réaction inflammatoire sur les follicules pileux qu'agissent un pinceau trop dur, un savon trop irritant, des cosmétiques, des fards, etc...

Certaines substances médicamenteuses, employées en frictions sur la peau, provoquent parfois une éruption sycosique asssez intense : ainsi agissent l'huile de cade, les composés arsenicaux (pommades à l'iodure d'arsenic, etc.).

Quelques professions prédisposent à la mentagre, telles sont celles, par exemple, où les individus sont exposés à l'ardeur d'un feu intense, fondeurs en métaux et en verres, forgerons, boulangers, rôtisseurs, cuisiniers, etc... De même nous remarquerons fréquemment le sycosis chez ceux qui, comme les chiffonniers, les cardeurs de matelas, restent longtemps dans un milieu rempli de poussières plus ou moins irritantes. Pareil résultat peut être amené chez ceux qui manient des substances irritantes, telles que les produits chimiques et pharmaceutiques.

Mais ce ne sont là que des causes générales, communes à un nombre plus ou moins grand d'individus; or ces influences diverses et variées que nous venons d'énumérer sont loin de produire le même effet chez tous les sujets indistinctemént. Elles ne sont que la cause provocatrice du sycosis, et tous les tempéraments n'y sont pas également sensibles ; mais à elles seules, ces causes sont bien suffisantes pour faire sortir de son repos la maladie constitutionnelle qui préside si souvent à l'éclosion d'une éruption sycosique : arthritis, scrofule, etc....

SEPTIÈME PARTIE.

ÉTIOLOGIE DU SYCOSIS PARASITAIRE.

Le sycosis parasitaire, nous l'avons vu, est produit par un élément cryptogamique qui, après s'être développé dans les couches les plus superficielles de l'épiderme, pénètre peu à peu les gaines folliculaires, le follicule pileux, puis le poil lui-même.

Que nous considérions l'élément cryptogamique comme espèce particulière distincte, avec spores et mycelium, que nous l'appelions enfin, comme nous l'enseigne la tradition, *trichophyto tonsurans*, ou bien que nous fassions de la trichophytie une phase particulière de la végétation d'un cryptogame plus élevé en organisation (phase de végétation. du mycelium et des chlamydospores), toujours est-il que la cause efficiente du mal est la même. Ce sont des éléments parasitaires cryptogamiques, qui, transportés sur la peau, y germent, s'y développent, et peuvent, de plus, se communiquer par contagion. S'il entrait dans notre plan de faire de la mycologie générale, nous pourrions ici étudier les conditions favorables au développement des parasites

cryptogamiques ; les milieux, les natures de terrain où les
éléments de ces organismes inférieurs germent de préférence, vivent et s'accroissent ; nous laisserons de côté cette
grande question, si utile toutefois et si pratique, et nous
jetterons un rapide coup d'œil sur le mode suivant lequel
les éléments du parasite pénètrent au sein du follicule
pileux.

Voici comment s'exprime M. Robin, sur le mode général
de pénétration des éléments cryptogamiques dans les tissus
vivants : « Du côté où naît une cellule nouvelle au dépens
d'une spore ou d'une autre cellule, celle-ci s'enfonce peu à
peu dans les tissus. Ce fait peut être constaté expérimen-
talement ; il peut être vu pour les filaments du mycelium
en particulier, qui pénètrent dans les muscles et le tissu
graisseux des vers-à-soie (muscardine). Dans les cas où les
éléments du tissu sont peu adhérents, comme on le voit
pour les couches épithéliales de la langue, des joues, il y
a simple écartement des cellules épithéliales par les filaments de l'*oïdium du muguet*. Dans certains cas où les tissus sont très durs, ou plutôt doués d'une résistance assez
grande à la déchirure, bien que flexibles, comme la coque
extérieure des œufs de couleuvre, les filaments du mycelium ne font que ramper à la surface du tissu ; ils lui
adhèrent assez fortement par contact immédiat, établi, en
quelque sorte, molécule à molécule à mesure du développement.

« Dans le cas cité en premier lieu, les phénomènes de la
pénétration de la cellule qui s'allonge, ne sont pas seulement mécaniques ; il y en a d'organiques se passant dans
les éléments anatomiques (fibres, cellules ou matière ho-
mogène) qui disparaissent devant le filament du mycelium
qui s'enfonce. C'est là un fait général que tout corps plus

dur que la substance organisée qu'il touche, en détermine peu à peu la résorption, du côté où est plus forte la pression. Il pénètre ainsi dans cette substance, du côté où est exercée celle-ci ; cette pression résulte soit du propre poids du corps, soit de ce que, bien que très léger, visible ou invisible à l'œil nu, il est comprimé du côté opposé par le jeu de quelque organe ; enfin, elle peut provenir de ce que adhérant dans une partie de son étendue, il se développe et grandit molécule à molécule dans un sens, d'où une pression lente sur les parties voisines. Tel est le cas des spores ou des filaments du mycelium dont il est ici question. La matière vivante se résorbe, disparaît, molécule à molécule, devant le corps solide, du côté où il s'allonge, du côté où il presse sur celle-là. C'est ainsi que pénètrent les tubes de mycelium. »

Appliquant ces principes généraux à l'interprétation des phénomènes qui se produisent dans le sycosis parasitaire, nous arriverons aisément à comprendre 1° la pénétration des spores et des éléments cryptogamiques à travers les cellules les plus superficielles de l'épiderme ; 2° la transmission aux cellules de la couche de Malpighi; 3° le développement et la propagation du parasite dans le follicule pileux; dont il provoque l'inflammation et toutes ses conséquences. Ainsi se trouvent parfaitement expliquées et démontrées les phases diverses de l'évolution cryptogamique, phases que nous savons débuter par *erythème circiné* et l'*herpès circiné* parasitaire et aboutir à la période du sycosis confirmé. Ne pouvant nous étendre plus longuement sur ce sujet, nous ne saurions mieux faire que de rappeler la précision avec laquelle M. Mahaux, dans son mémoire (loc. cit., page 66 et suiv.) a traité cette question.

Toutefois, il nous a paru intéressant de mentionner ici

un compte-rendu tout récent donné par le *Progrès médical* dans son numéro du 24 décembre 1881. Il s'agit d'une note recueillie par MM. de Boyer et d'Antin dans le service de M. Parrot au sujet d'un parasite végétal du genre *oïdium* observé à la surface de quelques *affections pustuleuses* chez les enfants.

Le résultat de ces recherches semblerait confirmer notre manière de voir au sujet du parasitisme végétal dans ses rapports avec la dermatologie ; à savoir que les spores d'un champignon d'un ordre assez élevé, l'*oïdium*, par exemple peuvent végéter sur les téguments plus ou moins altérés et donner naissance à un mycelium qui s'enfoncera jusqu'aux parties les plus profondes du derme ; comme le font remarquer les auteurs qui communiquent cette note, il ne faudrait point, par ce fait seul, conclure à l'existence d'une dermatose particulière produite par un nouveau champignon.... qu'il ne s'agirait plus que de décorer d'un nom quelconque.

Quittons ces questions de polymorphisme cryptogamique, et revenons à l'étude de l'étiologie du sycosis parasitaire.

La transmission des éléments cryptogamiques se fait par contagion simple ou par inoculation.

La transmission par contagion simple s'effectue journellement. C'est celle dont nous parle Pline, la contagion par les baisers : *veloci transitu osculi maxime.*

Les exemples sont nombreux : C'est un père de famille qui communique à sa femme où à ses enfants des plaques d'herpès circiné, en embrassant, alors que lui-même est atteint de mentagre ; c'est une nourrice qui porte sur les avant-bras des festons d'herpès circiné, analogues en tous points à ceux qui se dessinent sur les fesses de son nour-

risson (Lailler). D'autres fois la contagion a lieu par transmission du trychophyton des *animaux à l'homme*. C'est
ainsi que l'on a vu souvent de jeunes veaux communiquer
l'herpès circiné à des enfants chargés de les garder ; l'affection siégeait presque toujours au pourtour de la bouche, ce
qui tient à l'habitude qu'ont les jeunes enfants d'embras-
ser les animaux confiés à leur surveillance. Les paysans
de l'Anjou et de la Vendée connaissent fort bien la *maladie
dartreuse* du bétail ; ils n'en ignorent pas la nature émi-
nemment contagieuse, et séquestrent avec le plus grand
soin les animaux dartreux. (Malherbe et Letenneur de
Nantes, loc. cit. J. Vincens, th. Paris, 1874.)

Bazin rapporte avoir vu un gendarme affecté d'herpès
circiné à l'avant-bras; cet homme soignait à l'infirmerie
trois chevaux dartreux. Ces bêtes portaient sur le garrot,
les épaules, le dos et le ventre, des plaques arrondies, semblables à celles de l'herpès tonsurant. Les poils étaient
cassés à 6 ou 8 millimètres de la peau. L'examen microscopique démontra l'existence d'une végétation cryptogamique, mais différente de celle qui caractérise la teigne
tonsurante chez l'homme. Les spores et les tubes de my-
célium étaient infiniment plus petits. (Vincens, th., Paris,
p. 20.)

Raynal déclara aussi avoir pu transmettre des dartres à
des chevaux sains en se servant pour les étriller de brosses
appartenant à des sujets malades.

Nous donnons dans une de nos observations un exemple
de transmission du cryptogame du cheval à l'homme. Un
sycosis parasitaire en fut la conséquence.

De leur côté, MM. Ancel, Purser de Dublin, Horand de
Lyon, Cramoisit, Daniel, Mollière ont cité de nombreux
cas de transmission d'herpès tonsurant et circiné du chien

et du chat à l'homme. Neumann (Traité des maladies de la peau, p. 581) nous donne une observation des plus intéressantes, d'un *sycosis parasitaire* développé chez un malade qui avait pris d'un chien dartreux une plaque d'herpès circiné.

« Un monsieur, dit-il, était atteint d'herpès tonsurant vésiculeux au menton ; il l'avait pris d'un chien affecté de la même maladie ; cet animal communiqua aussi l'herpès tonsurant à un domestique, qui présentait au menton et sur la région sous-mentonnière, non seulement une éruption de vésicules disposés en demi-cercle, mais encore une infiltration profonde de la peau et des pustules plates aux orifices des follicules pileux (sycosis parasitaire). Le diagnostic du trichophyton fut établi aussi bien chez le maître et le domestique que sur le chien par la démonstration microscopique des éléments cryptogamiques. »

On conçoit, du reste, mille modes de contagion possibles, qu'il serait trop long d'énumérer ici. Disons seulement que l'homme peut, lui aussi, transmettre ses dermophytes aux animaux.

Nous n'en voulons comme exemple que ce chien, pensionnaire de l'hôpital Saint-Louis, qui s'en allait dans les cours et les salles jouer avec les malades. La peau du malheureux animal servait de demeure à toutes sortes de parasites ; et on y cultivait en grand l'achorion, le trichophyton, etc....

Il ne serait pas impossible que les cryptogames puissent se transmettre par l'intermédiaire de l'air atmosphérique. D'après les travaux de Lemaire (Comptes rendus de l'Acad. des sciences, 1864), et d'après les recherches de plusieurs autres observateurs on aurait constaté des spores de cryptogames dans l'atmosphère qui entoure les sujets atteints

de favus ; de même, dans les crèches, l'air, analysé, aurait
contenu des débris d'oïdium, en nombre assez considérable pour étouffer toute autre végétation cryptogamique.

Les milieux dont l'air est confiné, ou contient des poussières en suspension semblent donc le plus favorables au
développement des éléments cryptogamiques ; c'est ainsi
que l'herpès circiné et le sycosis parasitaire sont des affections relativement fréquentes dans les prisons, les caser-
nes, etc....

De même, chez les garçons des magasins de nouveauté,
chez les boulangers, chez ceux que leurs occupation retien-
nent au milieu des grains, des farines, l'herpès circiné nous
a paru être assez commun ; c'est ainsi, et c'est un fait que
nous signalons sans en donner l'interprétation, c'est ainsi
qu'il nous a paru que les ouvriers militaires de la 22° section, casernés à la manutention de Billy, fournissaient à
la statistique des *hôpitaux militaires* une moyenne plus
élevée d'*Herprès circiné* et de *sycosis parasitaire.*

Le mode de contagion le plus fréquent pour l'herpès
circiné et le sycosis parasitaire, c'est l'inoculation : comme
le fait remarquer Bazin, c'est par inoculation que le barbier communique la maladie à ses clients, et c'est sa boutique qui est le centre de propagation le plus important.

On accuse le rasoir d'être l'intermédiaire qui transmet
et perpétue les éléments cryptogamiques. Faisons observer
que c'est plutôt la savonnette, le pinceau du barbier, qui,
chargé de spores récoltées sur le visage d'un individu
mentagreux ou porteur d'une plaque d'herpès circiné, s'en
va barbouiller la figure d'un autre et y déposer ces germes.
Puis vient le rasoir, qui, manié par une main plus ou
moins adroite, dans la moindre petite entaille, même la

plus superficielle peut entraîner l'élément cryptogamique. Celui-ci peut germer et se développer dans ce nouveau terrain.... Nous savons le reste.

Dans les villes, la boutique du coiffeur est le plus souvent assez propre, ses instruments sont en assez bon état; mais, dans les villages, il n'en est plus ainsi : souvent il n'y a qu'un seul barbier dans la localité, aussi le dimanche y a-t-il grande affluence à l'échoppe. Qu'un seul des clients soit atteint d'herpès circiné qu'il aura pris, par exemple, sur un veau ou un cheval dartreux, et les autres qui passeront après lui entre les mains du coiffeur courent grand risque de gagner l'affection ; telles sont les causes de ces petites épidémies si fréquemment observées à la campagne.

Toutefois, c'est surtout dans les grandes agglomérations d'hommes, dans les régiments, que l'on a le plus souvent occasion d'observer ces petites épidémies de famille. Les barbiers ne sont pas d'une propreté des plus exquises; ils rasent vite et rasent un grand nombre d'individus; on ne peut donc exiger d'eux des soins minutieux; aussi n'y a-t-il pas lieu de s'étonner si leurs instruments, peignes, brosses, rasoirs , etc..., se transforment si souvent en agents infectieux.

Nous donnons ici quelques tableaux établis d'après la statistique des hôpitaux militairés et dus à l'obligeance de M. le professeur Mathieu principal de 1re classe au Val-de-Grâce.

Cas de Sycosis.

MOIS	Janvier.	Février.	Mars.	Avril.	Mai.	Juin.	Juillet.	Août.	Septemb.	Octob.	Novemb.	Décemb.	Totaux annuels.
Année 1876......	1	»	2	3	»	2	2	»	2	»	»	»	12
Année 1877......	»	2	»	4	3	1	2	1	4	3	»	1	24
Année 1878......	2	1	3	4	5	3	2	1	»	3	1	4	29
Année 1879......	5	1	2	»	2	1	2	3	1	1	2	1	21
Année 1880......	2	2	1	»	2	5	3	2	1	1	»	1	20
Totaux mensuels	10	6	8	11	12	12	11	7	8	8	3	7	103
	Janvier.	Février.	Mars.	Avril.	Mai.	Juin.	Juillet.	Août.	Septemb.	Octob.	Novemb.	Décemb.	

Petit maximum. — Grand maximum.

Cas d'Herpès circiné.

MOIS	Janvier.	Février.	Mars.	Avril.	Mai.	Juin.	Juillet.	Août.	Septemb.	Octob.	Novemb.	Décemb.	Totaux annuels.
Année 1876......	»	1	»	1	3	1	5	1	»	1	1	1	15
Année 1877......	»	1	1	1	3	5	2	3	1	3	1	2	23
Année 1878......	3	1	6	5	4	4	5	3	4	1	4	1	41
Année 1879......	4	2	3	3	2	1	3	3	1	»	»	1	23
Année 1880......	2	1	2	2	2	5	1	1	2	»	»	»	18
Totaux mensuels	9	6	12	12	14	16	16	11	8	5	6	5	120
	Janvier.	Février.	Mars.	Avril.	Mai.	Juin.	Juillet.	Août.	Septemb.	Octob.	Novemb.	Décemb.	

Petit maximum. — Grand maximum.

On voit, par le tableau précédent, que le nombre de cas de sycosis observés chaque année dans les hôpitaux militaires de Paris sont en moyenne de 20, les cas d'herpès circiné sont de 20 à 25.

Les plus *grands maximum*, pour le sycosis et l'herpès circiné, sont, ainsi qu'on peut s'en rendre compte, aux mois d'avril, mai, juin, juillet et août ; ce sont aussi les mois de l'année les plus favorables au développement des végétations cryptogamiques. Pour les deux affections, nous constatons un petit maximum aux mois de décembre et janvier ; nous ne pouvons ici en donner l'interprétation.

103 cas de sycosis, et 120 cas d'herpès circiné ont été observés au seul hôpital du Val-de-Grâce pendant les années 1876, 77, 78, 79, 80. Nous rapprochons de cette statistique les chiffres représentant le nombre total des maladies de la peau qui se sont présentés dans la garnison de Paris (en moyenne 20,000 hommes) pendant ce même nombre d'années.

	Maladies de peau.
Année 1876...............	344
— 1877...............	459
— 1878...............	453
— 1879...............	419
— 1880...............	470
Total des cinq années.......	2.145 cas.

Nous avons ensuite recherché la fréquence comparative du sycosis et de l'herpès circiné dans la cavalerie et l'infanterie. On compte, dans la garnison de Paris, 1 cavalier pour 4 fantassins ; il résulterait donc, du tableau suivant, que l'herpès circiné serait un peu plus fréquent chez les cavaliers ; ce qui pourrait s'expliquer par la contagion, les chevaux dartreux communiquant souvent l'affection aux hommes qui les soignent,

Cas de sycosis.

(Garnison de Paris).

	Infanterie.	Cavalerie.	Tota.
Année 1878......	24	5	29
Année 1879......	18	3	21
Année 1880......	17	3	20
Total	59	11	70

Cas d'herpès circiné.

	Infanterie.	Cavalerie.	Total.
Année 1878......	29	12	41
Année 1879......	18	5	23
Année 1880......	13	5	18
Total	60	32	82

Il résulterait, de nos observations personnelles et des notes que nous avons sous les yeux, que tous les régiments de la garnison de Paris ont, de 1876 au milieu de 1881, fourni leur contingent d'herpès circiné et de sycosis. Cependant, certains corps sont ou plutôt ont été, sous ce rapport, plus tristement privilégiés que les autres : nous avons déjà mentionné la 22e section d'ouvriers employés à la manutention du quai de Billy ; signalons encore : le 21e régiment d'artillerie, juin et juillet 1880, nombreux cas de *sycosis* et *d'herpès circiné* ; la 23e section d'ouvriers militaires ; le 62e régiment de ligne, décembre 1876, *sycosis* et *herpès* ; nous mentionnerons enfin le *corps des sapeurs-pompiers de Paris*, si souvent éprouvé par de petites épidémies passagères d'*herpès circiné* et de *sycosis parasitaire*.

Il semble résulter de nos recherches que l'*herpès circiné* et le *sycosis parasitaire* sont des affections relativement rares dans les hôpitaux civils. On conçoit aisément que les salles de l'hôpital Saint-Louis doivent renfermer peu de sujets atteints simplement d'herpès circiné. Les individus, porteurs de cette affection, préfèrent le plus souvent ne pas interrompre leurs travaux et leurs occupations; d'autant mieux, que la *consultation* leur offre chaque matin, rue Bichat, des remèdes gratis. Les sujets affectés de sycosis rebelles et invétérés, mal soignés en ville, préfèrent entrer à l'hôpital; les professions qui nous ont alors fourni un plus grand contingent à ces sortes de dermatoses, sont les cochers, les boulangers, les marchands de vin, etc.

Avant de terminer la partie de notre mémoire qui a trait à l'étiologie du sycosis et de l'herpès circiné parasitaire, il nous a paru intéressant de rapporter l'observation suivante, faite par M. Mégnin, sur les soldats de son régiment (*Progrès médical*, n° du 1ᵉʳ janvier 1881) :

« Pendant ces dernières semaines, dit cet observateur, une quinzaine d'hommes, tous de la même batterie, ont présenté tout à coup de nombreux *herpès circinés* sur la figure ; les cercles herpétiques, en général de la grandeur d'une pièce de 2 francs, partaient du menton, s'étendaient sur les joues, et gagnaient le front, les oreilles et le cou ; traités par l'huile de cade, ils sont en bonne voie de guérison.

« Voulant me rendre compte de l'origine de cette affection, j'ai appris qu'au camp d'Avors, près du Mans, où le régiment est allé, il y a trois mois, pour faire ses écoles à longue portée, les hommes en question, pour se préserver du froid humide qui régnait, avaient ajouté à leurs propres couvertures celles des chevaux qui campaient à la corde près de leurs tentes. Or, le *trichophyton tonsurans* règne fréquemment sur les jeunes chevaux du régiment — chez lesquels il est, du reste, très facile à détruire — parce que tous les convois qui nous arrivent des dépôts de remonte de Normandie nous en amènent quelques cas. Ainsi s'explique la contamination des couvertures des chevaux, et, par suite, la contamination des hommes qui s'étaient enveloppés dans ces couvertures jusqu'au menton. »

HUITIÈME PARTIE.

TRAITEMENT DU SYCOSIS.

« Le premier but de l'art est de guérir (disait Alibert, *Monographie des dermatoses*, 1832). A quoi nous serviraient, en effet, les descriptions les plus exactes des maladies, si elles ne nous dirigeaient avec sûreté vers les méthodes curatives ? »

Ainsi s'exprimait Alibert au sujet du sycosis ; sans vouloir reprendre ici l'étude historique de la mentagre, nous rappellerons ce que nous avons dit du traitement de cette affection, à propos des moyens empiriques employés au moyen âge, voire même au commencement de ce siècle, contre un mal réputé presque incurable.

Cependant, nous avons vu un auteur anglais, Samuel Plumbe (Practical Treatise on Deseases of the skin. London, 1824), s'exprimer ainsi au sujet du traitement du sycosis : « L'existence du poil, son influence aggravante sur le développement de l'inflammation, autorise l'usage de l'épilation. Chaque petit tubercule sycosique doit être ponctionné à son début et le poil extrait de la pustule sans causer beaucoup de douleur. » Ce passage mérite d'être signalé; il indique chez son auteur un rare talent d'observation, et, s'il n'a pas été donné à Samuel Plumbe d'établir sur des bases positives la méthode de l'épilation, on peut dire qu'il en pressentait toute l'importance. (Bazin, Dict. encyclop.)

Toutefois, il faut arriver jusqu'à Bazin pour trouver véritablement établi un traitement rationnel et efficace du sycosis ; nous essaierons de donner ici un aperçu du traitement de cette affection tel que le pratiquent nos maîtres actuels de l'hôpital Saint-Louis. Dans ce traitement, comme le dit fort bien Kaposi, il faut que le malade et le médecin apportent tous deux la même exactitude aux soins minutieux nécessités par cette affection. Dans les cas où ces conditions sont bien remplies, un sycosis étendu et datant de plusieurs années peut être complètement guéri dans l'espace de trois semaines à trois mois, tandis que dans le cas contraire, on attendrait vainement la guérison. Telles sont les paroles textuelles de cet auteur que nous nous plaisons à citer; de plus, font remarquer MM. Doyon et Besnier, aucune *formule générale* ne peut être proposée utilement contre ce genre d'affection, et les indications thérapeutiques doivent être précisées selon qu'il s'agit de sycosis non parasitaire, de sycosis parasitaire, ou de pseudo-sycosis. De plus, elles doivent varier suivant la phase, le *status* de la lésion ; autant de considérations dont nous aurons à tenir compte ici.

A. *Sycosis non parasitaire*. — Etant donné un sycosis, dit M. Guibout (Leçons cliniques), la première chose à faire, si l'on s'adresse à un *sycosis non parasitaire* artificiel, accidentel ou de cause externe, c'est de supprimer la cause qui le produit et qui l'entretient. Suspendez alors et supprimez même tout à fait l'usage des cosmétiques, des fards, des pommades si telles sont les causes du mal ; et prescrivez des potions émollientes, des applications de cataplasmes amidonné etc... Si le sycosis est produit par l'irritation causée par un mauvais rasoir, on devra proscrire la rasure ; la barbe sera rasée avec des ciseaux courbés sur le plat, et l'on évitera ainsi tout contact irritant pour le derme. On coupera la barbe tous les jours s'il le faut, de manière à ce que les poils soient presque au ras de la peau ; les cataplasmes émollients que l'on appliquera alors pourront faire sentir leurs effets sur les parties lésées. On se trouvera également bien de l'emploi de bains locaux, de douches de vapeurs émollientes et de fumigations d'eau de camomille (appareil Mathieu). Le plus souvent, pour un sycosis non parasitaire commençant ces seuls moyens thérapeutiques suffisent. On le voit, il ne s'agit pas ici de pommades irritantes, de drogues empiriques, de cautérisations, comme le préconisaient les médecins d'autrefois, et comme malheuueusement le font encore quelques praticiens d'aujourdhui. La simple suppression des causes, des applications et lotions de principes émollients (amidon, fécule de pomme de terre, camomille, guimauve, etc...), suffisent parfois à produire un amendement considérable dans les symptômes.

Cependant, malgré ces soins, l'affection peut continuer son évolution : des pustules se développent, des nodosités sous-cutanées se forment dans l'épaisseur du derme ;

quelle sera alors la conduite du médecin ? La pustule développée à l'orifice du conduit pilifère nous indique l'inflammation du follicule pileux lui-même ; mais le poil implanté
au milieu de ce follicule agit comme une épine, comme un
corps étranger dont la présence entretient sans cesse l'inflammation. C'est alors qu'il convient d'appliquer l'épilation ; nous n'avons pas à décrire le mode opératoire, si bien
exposé par Bazin. Disons seulement que cette petite opération doit être dirigée et surveillée par le médecin lui-
même ou par un épileur de profession. Il nous est en effet
maintes fois arrivé d'observer des malades qui ne savaient
pas s'épiler, faute de conseils et d'avis ; le plus souvent ils
arrachaient un poil sain et laissaient un poil dont le follicule était baigné de pus ; d'autres fois, fort peu habiles dans
le maniement de la pince à épiler, ils cassaient le poil au
niveau de l'orifice du conduit pileux, alors qu'ils croyaient
sincèrement en avoir pratiqué l'avulsion.

L'épilation, en outre qu'elle débarrasse le follicule pileux d'un corps étranger, agit encore comme une sorte de
petite saignée locale, résolutive et déplétive, en dégorgeant
ce follicule. Dans le *sycosis non parasitaire*, l'épilation doit
donc être partielle, limitée aux follicules malades ; elle
doit épargner les parties saines, sous peine de venir encore augmenter l'inflammation qui existe déjà.

Lorsque les pustules sycosiques sont implantées sur des
tubercules, des nodosités profondes et sous-cutanées, caractéristiques d'une inflammation du tissu cellulaire, c'est
alors que l'épilation n'est plus suffisante, il nous faut
chercher un moyen de suppléer à cette insuffisance ; ce
moyen consiste en mouchetures, en scarifications, en débridements que l'on pratique sur les parties enflammées.

Les mouchetures sont pratiquées avec une pointe de

lancette; on fait sur les parties malades un nombre plus ou moins considérable de piqûres ; on obtient par ce procédé une sorte de saignée locale, plus efficace et plus complète que la seule épilation (Guibout). Il existe un moyen encore plus efficace que les mouchetures, nous voulons parler des *scarifications*.

Cette petite opération se pratique, suivant la méthode de M Vida .l, à l'aide de couteaux spéciaux ; c'est le mode que nous avons vu souvent employer à l'hôpital Saint-Louis. Les scarifications sont plus ou moins profondes, et les incisions se croisent ou restent parallèles entre elles.

Le procédé par la curette, de Volhmann et Squire, est moins souvent usité. Ce traitement énergique, suivi d'applications émollientes maintenues avec persévérance, suffit le plus souvent (Guibout). Les tubercules et les indurations sycosiques s'affaissent, l'inflammation diminue peu à peu, et la peau reprend sa couleur normale.

Nous avons vu souvent pratiquer ces scarifications, non seulement pour le sycosis vrai, mais aussi pour ces formes composées, compliquant un eczéma ou un impétigo (eczéma pilaire, impétigo sycosiforme). Nous ne craignons pas de l'affirmer, c'est un procédé héroïque pour amener la résolution de ces gros tubercules indolents, de ces nodosités profondes qui viennent si souvent compliquer le sycosis. Aucune pommade, aucun agent irritant ou résolutif ne peut les faire disparaître ; une seule ou quelques séances de scarifications triomphent de ces complications inflammatoires.

On peut aussi avoir à traiter ces engorgements phlegmoneux ou furonculeux qui s'observent parfois à la fin du sycosis. On interviendra énergiquement et on ouvrira largement l'abcès; il faudra seulement toujours songer à la cicatrice qui résultera de l'opération ; on aura donc soin de la rendre la moins apparente que possible.

Que faut-il maintenant penser de toutes les pommades préconisées et si souvent usitées dans le traitement de la mentagre ? En thèse générale, nous les regardons comme inutiles, au moins dans le plus grand nombre des cas, parfois même nuisibles. Toutefois, nous faisons ici une restriction : nous rejetons formellement les pommades excitantes et irritantes, telles que : *emplâtres mercuriels, pommade au bi-iodure de mercure, au bi-iodure de soufre*, etc...

Dans certains cas, on pourra recourir aux adoucissants, aux liniments émollients, etc..., glycérine, baume du Pérou, etc... Une pommade qui rend de bons services, c'est la pommade à l'oxyde de zinc.

Les applications caustiques et les cautérisations, dont on faisait autrefois un si grand abus, sont absolument contre-indiquées. Nous le répétons encore, l'épilation des poils, dont le follicule enflammé se traduit par l'émergence d'une pustule, l'application continue et persévérante de cataplasmes émollients, l'usage journalier de douches de vapeur ; tels sont les moyens les plus propres à combattre le mal.

Les poils enlevés intégralement, on peut remplacer avantageusement, dans certains cas, les cataplasmes par un masque de caoutchouc enveloppant les parties malades. Nous devons entrer ici dans quelques détails. D'un emploi plus commode que les cataplasmes, la bande de caoutchouc est placée en forme de mentonnière exactement appliquée sur la surface malade, qu'elle doit préserver du contact de l'air. « Enveloppe imperméable, elle entretient au niveau de la partie qu'elle recouvre une douce chaleur et une température à peu près constante, tout en l'entourant d'une atmosphère toujours humide. Véritable bain permanent, par la condensation qu'elle effectue des produits de la sécrétion cutanée, elle hâte le nettoyage du tissu morbide dont les débris se rassemblent à sa surface interne. » (Kinzelbach, loc. cit.)

L'application de l'appareil doit durer vingt-quatre heures consécutives; pendant les premiers jours, le malade se plaint de démangeaisons assez vives sous son appareil; mais elles disparaissent bientôt. Tous les soirs en se couchant, le malade change son masque de caouchouc, et il le remplace par un semblable pour permettre de nettoyer et de faire sécher le premier.

Tel est dans son ensemble, et exposé d'une façon très sommaire, le traitement local du *sycosis non parasitaire*. Parfois, un état constitutionnel entretient cette affection, l'éternise pour ainsi dire. Nous aurons alors à nous adresser simultanément à un traitement général en même temps qu'à une médication locale-

Si le sujet porteur d'un sycosis paraît entaché de scrofule, on aura recours à l'administration d'huile de foie de morue, de l'iodure de fer, avec adjonction de toniques. On combattra l'arthritis par les alcalins joints aux amers, par quelques purgatifs salins pris à intervalles plus ou moins rapprochés, etc....

Si, grâce à cette médication générale et locale, on obtient la guérison de l'affection, il faudra encore, après avoir traité le présent, se prémunir contre les nouvelles atteintes de l'avenir.

C'est alors que les soins hygiéniques entrent en ligne de compte, et acquièrent une importance majeure; le malade ne doit point oublier que son affection n'est qu'à l'état de repos, et que la moindre provocation suffirait à amener une nouvelle atteinte.

Il s'abstiendra donc de priser (eczéma sycosiforme), de se raser la barbe, si les conditions sociales le lui permettent, et surtout il n'appliquera sur elle aucune pommade, aucun cosmétique. Il devra en même temps éviter tout excès, proscrire tout excitant, soit en boisson, thé, alcool, café, soit en aliments, mets épicés, charcuterie, poissons de mer, etc....

B. *Sycosis parasitaire*. — Dans le traitement du sycosis parasitaire, la thérapeutique ne s'adressera pas seulement au processus inflammatoire ; on aura aussi en vue l'élément parasitaire ; il faudra à tout prix se débarrasser du trichophyton.

Dès la première phase de la trichophytie, il faut de suite instituer un traitement parasiticide. On appliquera donc sur les plaques d'érythème et d'herpès circiné, une couche de teinture d'iode ; ce moyen est excellent, cet agent thérapeutique s'infiltrant dans les couches mêmes de l'épiderme. Bazin conseille encore l'emploi de l'huile de cade, l'usage de la pommade au turbith, assez bon médicament dont nous donnons ici l'analyse :

> Axonge...................... 30 grammes.
> Turbith minéral.............. 1 —

M. Guibout emploie souvent la solution suivante :

> Eau distillée. .... 120 grammes.
> Sublimé..................... 1 —

On met dans un demi-verre d'eau froide une cuillerée à

café de cette liqueur; on en imbibe un linge fin, et on lotionne toutes les parties atteintes.

Parfois, l'affection sycosique continue sa marche; des *pustules* se développent au point d'émergence du poil; le trichophyton est dès lors parvenu jusqu'au bulbe pileux lui-même; il faut alors le poursuivre, pour ainsi dire, jusque dans ses derniers retranchements. On pratiquera donc l'épilation, et non pas une épilation partielle, limitée, comme dans le sycosis non parasitaire, mais une épilation complète, méthodique, intéressant toutes les parties villeuses de la face. Après chaque séance d'épilation, application de pommade au turbith. C'est ici qu'il faut surveiller de près l'épilation, surtout quand c'est le malade qui s'exécute lui-même.

Sans doute, comme le fait observer M. Guibout, le trichophyton pourrait être détruit par la suppuration; mais ce n'est qu'après un temps fort long que cette heureuse terminaison serait obtenue, et encore n'y aurait-il pas grand risque de voir une calvitie définitive, causée par la destruction de la papille pilifère, être la conséquence de cette longue inaction thérapeutique.

On agira donc promptement contre le *sycosis parasitaire*; l'épilation est indiquée pour des raisons multiples : 1° par l'inflammation du follicule lui-même; 2° par le danger de voir cette inflammation se propager aux follicules voisins et au tissu cellulo-sous-cutané; 3° enfin, par la présence du cryptogame, dans les gaines radiculaires mêmes du poil.

Souvent, dans sa marche essentiellement envahissante, le *sycosis parasitaire* amènera des complications du côté du tissu cellulaire. Nous assisterons alors à l'évolution de ces phlegmons, de ces furoncles, de ces vastes abcès, sur l'étude et la marche desquels nous nous sommes assez longuement étendus dans ce mémoire. C'est alors aussi qu'il faudra recourir aux scarifications profondes, renouvelées, aux vastes débridements ; peut-être même devra-t-on alors oublier pour un moment la nature parasitaire du mal, cesser l'emploi des substances parasiticides, si souvent irritantes, et n'avoir en vue, pour la combattre, que l'inflammation par elle-même, parfois si intense dans ses manifestations. — On aura alors recours aux émollients et aux antiphlogistiques, tout en se réservant le soin de combattre à nouveau le trichophyton, quand l'inflammation aura diminué d'intensité.

Sycosis non parasitaire (d'après Chausit). — Guérison par les simples
applications émollientes et les bains de vapeur.

Le 6 avril 1858, le nommé Bigot (Jean), âgé de 45 ans, charbonnier,
rue Popincourt, 71, est admis à l'hôpital Saint-Louis, service de M. Cazenave, pour une affection de la barbe, qui a débuté depuis une quinzaine de jours. Quelques petits boutons blancs ont paru sous le nez et
sur la lèvre supérieure, sans qu'il existât sur ces points ni rougeur, ni
desquamation préalables. Il continuait toujours de se faire raser ; peu
à peu des boutons semblables ont envahi le menton ; mais là, la peau
fut tuméfiée considérablement ; elle était douloureuse, le siège d'élancements très vifs ; enfin il y a eu suppuration et formation de croûtes.

Le malade a été obligé de se faire couper la barbe avec des ciseaux ;
il n'a d'ailleurs rien fait pour l'éruption dont le développement a été si
rapide, et qui est survenue sans cause appréciée.

Sa femme et ses enfants ne portent aucune trace de maladie de peau.

L'éruption occupe exclusivement la région mentonnière, qui est couverte
de petites pustules intactes, récemment développées, traversées chacune
par un poil, et reposant sur des nodosités peu saillantes, mais constituant en masse une intumescence considérable de la peau et du tissu
cellulaire sous-cutané ; sur quelques points, les tubercules sont cachés
par des croûtes d'un vert grisâtre, demi-molles et épaisses.

A la lèvre supérieure, il n'existe déjà plus aucune trace des boutons
primitifs ; ni rougeur, ni desquamation ; la peau est à l'état normal, et
les poils ne sont pas tombés.

Aucune altération apparente dans les autres régions de la barbe, qui
est partout très serrée et très forte.

Prescription. Tisane amère, cataplasmes, bains de vapeur, cinq portions d'aliments.

Le 9. Avec les croûtes sont tombés les poils qu'elles agglutinaient
aussi les nodosités sont toutes dégarnies ; elles sont plus souples et
moins douloureuses ; la suppuration paraît être tarie.

Le 14. L'amélioration continue : à la limite de l'éruption existent
quelques petits tubercules qui n'ont pas suppuré, et qui sont couverts

de poils bien adhérents ; ceux-ci sont avulsés et examinés au microscope ; ils sont parfaitement sains.

Le 16. Trois nouvelles nodosités, grosses comme un petit pois, se dessinent sur le côté gauche de la lèvre supérieure ; la peau est rosée, mais sans exfoliations ni pustules ; les poils sont aussi avulsés et examinés au microscope, ils sont sains et ne présentent aucune trace de végétation cryptogamique.

Le 20. Le malade est obligé de quitter l'hôpital ; mais j'ai continué de surveiller la marche de l'éruption.

Le 5 mai. La guérison est complète, mais seulement toute la région mentonnière est alopécique ; la peau est souple, lisse comme une surface vitiligineuse, d'une teinte blanc grisâtre et sans apparence cicatricielle. Cet état de la peau constitué par une espèce de vitiligo consécutif sur la nature duquel on serait facilement induit en erreur, en l'absence de tout commémoratif, persista pendant six semaines encore.

Vers le 15 juin seulement, les poils commencèrent à repousser, et dans l'espace de huit jours, ils reprirent leur vigueur et leur force naturelles.

J'ai revu le malade sept mois après, il n'y avait pas eu de récidive.

OBSERVATION II.

Sycosis non parasitaire (obs. personnelle). Val-de-Grâce, service M. le professeur Mathieu. — Récidives fréquentes.

Vellutini, gendarmerie mobile, âgé de 43 ans, originaire de Corse, constitution forte, tempérament bilioso-sanguin, entré au Val-de-Grâce le 17 juillet 1881, salle 35, lit n° 30.

Aucun antécédent héréditaire ni morbide, pas de traces de syphilis ni de scrofule.

Première atteinte de sycosis en **1861.** A la suite d'une fièvre typhoïde, éruption dans la barbe de pustules nombreuses à base indurée ; en quelques jours l'éruption se terminait par résolution.

Deuxième atteinte en 1871. Au moment de sa captivité en Prusse, Vellutini est une seconde fois atteint de la fièvre typhoïde ; une nouvelle éruption sycosique survient dans sa barbe, aux joues et au menton. Guérison.

Troisième atteinte en 1873. Guérison à la suite d'un traitement émollient (cataplasmes).

C'est donc pour la quatrième fois que le malade revoit son sycosis, quand il entre dans nos salles, le 17 juillet 1881. La cause invoquée par Vellutini pour expliquer cette quatrième atteinte, serait la grande fatigue qui aurait suivi chez lui la revue de Longchamps. Le mal débute par une sensation de picotements sur toutes les régions villeuses du menton et des parties latérales des joues. Vellutini rase toute sa barbe, il croit tout d'abord à un simple feu de rasoir. Mais bientôt surviennent de nombreuses pustules acnéiformes, petites, à base indurée, et traversées par un poil. Le mal s'étend peu à peu et gagne la lèvre supérieure. Vellutini porte sa moustache *en brosse*; celle-ci s'imprègne donc, par suite de la rupture des pustules, de croûtes jaunâtres qui pourraient en imposer pour un eczéma impétigineux : tel est, du reste, le diagnostic inscrit sur le *talon d'entrée*. Peu à peu cependant nous voyons se dessiner sur les parties latérales de la face les pustules caractéristiques du sycosis, à bases empâtées et indurées. L'examen microscopique des poils ne démontre aucune trace d'éléments cryptogamiques.

Diagnostic. Sycosis non parasitaire, folliculite de la barbe.

Traitement local : glycérolé d'amidon, pommade à l'oxyde de zinc.

A l'intérieur : eau de Vichy, tisane amère.

Le 20 et les jours suivants, les parties sont toujours tendues et douloureuses; évolution successive et passagère de pustules disséminées çà et là à travers la barbe. Eruption de quelques furoncles sur la nuque et la base du cou.

Continuation du traitement.

1er août. Amélioration sensible; résolution des pustules et des tubercules. Moins de tension dans les parties enflammées. Le malade sort vers le 10 août, en complète convalescence.

OBSERVATION III.

Sycosis non parasitaire (d'après Chausit). — Pustules et tubercules
sycosiques.

Le 23 février 1858, le nommé Guillaume (François), âgé de 70 ans, serrurier, rue d'Oran, 22, à La Chapelle, est entré à l'hôpital Saint-Louis, service de M. Cazenave, pour se faire soigner d'une affection cutanée siégeant à la barbe.

Il y a deux mois à peine, sans cause connue, au milieu de la joue gauche, s'est développé dans l'épaisseur de la peau, un bouton rouge, douloureux, semblable à un furoncle, dit le malade, la peau n'était pas farineuse. Quelques jours après, des boutons semblables ont paru dans le voisinage. Enfin, il y a trois semaines, ils ont envahi le côté droit et la lèvre supérieure ; une chaleur locale ardente annonçait toujours leur apparition. Comme le malade continuait toujours de se faire raser, il a bien vu que la peau n'était jamais écailleuse.

La marche de ces boutons développés par poussées successives a toujours été la même ; au bout d'une semaine, ils ont suppuré et formé des croûtes épaisses, telles que nous les voyons aujourd'hui. Le malade n'a fait aucun traitement. Il y a huit jours seulement, à la consultation de l'hôpital Lariboisière, on a touché les nodosités du côté gauche avec une solution de nitrate d'argent.

Aujourd'hui, les nodosités, enchâssées dans la peau et le tissu cellulaire sous-cutané, sont couvertes de croûtes brunâtres ; sur le côté gauche de la barbe, elles sont au nombre de sept, bien isolées les unes des autres ; la peau porte encore les traces noirâtres de la cautérisation ; elles sont confluentes du côté droit et cachées par une enveloppe croûteuse commune qui présente une certaine analogie d'aspect avec une plaque impétigineuse. La douleur locale est encore vive, mais bien moins prononcée qu'au début de l'éruption.

Sur aucun autre point de la barbe, qui est bien fournie, on ne trouve aucune rougeur, ni aucune desquamation.

Prescription. Tisane amère, cataplasmes, deux portions.

Le 25, après la chute des croûtes par les cataplasmes, on compte quinze nodosités sur le côté droit, confluentes par la base, mais distinctes au sommet, qui est partout dégarni des poils ; elles ne dépassent pas le volume d'un pois ordinaire et pénètrent jusqu'au tissu cellulaire sous-cutané. Sur le côté gauche de la lèvre supérieure, existe un tubercule ramolli.

Quelques poils sont extraits et examinés au microscope ; ils sont sains et sans trace d'aucune végétation cryptogamique.

1ᵉʳ mars. La suppuration est peu abondante et moins épaisse ; les tubercules sont bien affaissés ; la peau est mobile, l'inflammation locale est dissipée.

Le 12. Plus de nodosités ; à leur place, îlots d'alopécie ; peau rosée, souple.

5 avril. Guérison complète. La peau est lisse, souple, grisâtre, comme à l'état normal. Les poils commencent à repousser.

J'ai revu le malade six mois après ; la barbe était redevenue forte et épaisse comme à l'état normal ; il ne restait d'autre trace de l'éruption que quelques points cicatriciels, isolés, sur la joue droite.

OBSERVATION IV.

Sycosis non parasitaire (observation personnelle). Val-de-Grâce,
service de M. le professeur Mathieu.

Le nommé Beaufumé, âgé de 23 ans, né à Villefranche (Yonne),
entre le 28 juin 1881 à l'hôpital militaire du Val-de-Grâce, salle 35, lit
n° 32.

Cet homme fait partie du corps des sapeurs-pompiers ; il est d'une
forte constitution et d'un tempérament sanguin.

Aucun antécédent héréditaire ni morbide. Quatrième récidive de
cette affection ; au dire du malade, les récidives de son sycosis auraient
eu lieu vers les époques suivantes :

1° Attaque du 20 décembre 79 au 27 janvier 80.

2° Attaque du 6 février au 9 mars 80.

3° Attaque de 10 novembre 80 au 2 février 81.

Enfin la quatrième attaque aurait eu lieu à Versailles, le 2 mai 1881.
Vers cette époque, le malade se fait raser en ville, il attribue à la malpropreté du barbier l'éruption qui envahit sa barbe en ce moment.

Les commémoratifs ne nous font découvrir ni *érythème ou herpès* circiné, ni *pityriasis alba*. La barbe est forte, épaisse, bien plantée. Nombreuses pustules à sommet acuminé et traversé par un poil ; les unes
sont encore remplies d'un liquide jaunâtre, purulent ; les autres, au
contraire, ont déversé leur contenu qui s'est concrété sous forme de
croûtelettes et de masses jaunâtres agglutinant entre elles les poils
de la barbe. Ceux-ci sont généralement solides et résistants, quelques-
uns se laissent facilement arracher ; examinés au microscope, on ne
constate que l'infiltration des gaines radiculaires par un liquide purulent. Aucune trace de végétation cryptogamique. Indurations profondes et sous-cutanées à la base de quelques pustules. Quelques ganglions lymphatiques sont engorgés sous la branche du maxillaire infé-
rieur. Diagnostic : sycosis.

Traitement. — Cataplasmes amidonnés et épilation.

De fin juin à commencement août, peu d'amélioration, résolution de
quelques pustules et tubercules, mais persistance de quelques pustules
sur plusieurs points du visage.

Au commencement d'août, mieux sensible et tendance à la guérison.

Le 10 août. Nouvelle éruption pustuleuse assez intense. Evolution
de nombreuses pustules dont le contenu ne se déverse pas au dehors,

mais qui se dessèche sur place. Le centre de cette pustule est traversé par le poil de barbe qui est solidement implanté et qui résiste à l'avulsion. Nous attribuons cette poussée nouvelle à ce que le malade s'était fait raser le 8 du même mois.

On continue les applications de cataplasmes amidonnés, et on fait en outre porter au malade une mentonnière en caoutchouc qui lui couvre la figure en forme de masque. Sous l'influence de l'humidité développée et maintenue sous cette toile imperméable, la peau de la région malade devient moins tendue, plus souple ; les parties se ramollissent et l'inflammation diminue d'intensité. B... garde son enveloppe de caoutchouc pendant une semaine environ, la changeant tous les soirs avant de se coucher. Mais les démangeaisons intolérables l'obligent à quitter sa mentonnière. Continuation des cataplasmes amidonnés. Amélioration graduelle, bien que très lente.

B... sort en convalescence vers la 10 septembre.

OBSERVATION V.

Sycosis non parasitaire (d'après Chausit). — Pustules, tubercules sycosiques. Complications phlegmoneuses.

Le 8 juin 1858, le nommé Després, âgé de 54 ans. musicien, rue du Pont-Saint-Victor, n° 5, a été admis à l'hôpital Saint-Louis, service de M. Cazenave, pour une éruption qui occupe la barbe et sur le développement de laquelle il nous donne les renseignements suivants :

Il y a trois semaines environ, un bouton rouge parut sous la lèvre inférieure ; quelques jours après, des boutons semblables envahirent le menton et la joue gauche. Comme le malade se faisait raser deux fois la semaine, il a bien vu qu'il n'existait avant l'apparition de ces boutons ni rougeur ni desquamation dans la barbe. Pendant deux jours il fit des frictions avec une pommade irritante que lui vendit un pharmacien.

La barbe est très épaisse, très forte. Au-dessous de la lèvre inférieure et dans toute la région mentonnière existent de petites indurations confluentes couvertes par des croûtes d'un vert grisâtre et quelques pustules intactes traversées par des poils. Sur la joue gauche et au niveau de l'angle de la mâchoire existent six tubercules gros comme un fort pois, enchâssés dans la peau qui est rouge et sans traces d'exfoliation ; ils n'ont pas encore suppuré, cependant les poils qui les recouvrent sont déjà détachés du bulbe, car ils cèdent à la plus leur. Le malade continuant à se raser la moustache, les boutons furent plusieurs fois coupés par l'instrument, ce qui contribua à favoriser l'extension du mal.

Quelques semaines après, l'éruption des *boutons blancs* sur la lèvre supérieure, le malade remarqua l'induration et le gonflement des tissus sous-jacents.

Pendant longtemps, l'affection reste limitée à la lèvre supérieure. Lecointre remarque seulement l'accroissement et la recrudescence du mal au printemps, et sa diminution en automne. Pendant l'été, le mal semblait rester dans le *statu quo*. Après avoir consulté, sans succès, plusieurs médecins de Reims, et avoir usé de pommades empiriques qui ne firent qu'aggraver l'inflammation, Lecointre vient à l'hôpital Saint-Louis se confier aux soins de M. Vidal.

Examen le 23 novembre 1881 : la lèvre supérieure est gonflée, le sillon labio-nasal, effacé au niveau de la cloison, la peau est tuméfiée et fortement indurée. Quelques croûtes sur la lèvre inférieure, côté droit.

Diagnostic. Impétigo sycosiforme.

Traitement externe. Pommade, précipité jaune; injections dans les narines d'eau de noyer, de vaseline sur la lèvre supérieure; douches chaudes de camomille; cataplasmes amidonnés.

Traitement interne. Tisane houblon, 30 grammes sirop iodo-tannique (Guillermond).

Régime. Nourriture habituelle et peu épicée.

Sous l'influence des irrigations et des douches de vapeurs émollientes, les croûtes qui couvraient la lèvre supérieure se ramollissent et tombent. Les narines sont moins enflammées, et reviennent peu à peu à leur état normal. Les parties malades sont moins tendues. Eruption de plusieurs pustules autour des poils de barbe; ces pustules laissent suinter à la pression un liquide puriforme.

Le 28 novembre. L'induration caractéristique de la complication sycosique persiste toujours à la base des pustules.

M. Vidal pratique alors des scarifications quadrillées sur ces nodosités sous-cutanées.

Les incisions sont faites hardiment et assez profondément. Petite hémorrhagie consécutive à l'opération, très facilement arrêtée du reste par un *bourdonnet de ouate*.

Deux heures après les scarifications, application d'un cataplasme amidonné.

Le 29 et jours suivants. Le malade éprouve un véritable soulagement; la peau est moins tendue, on continue les fumigations de camomille.

d'une légère inflammation, se traduisant par de la rougeur de la peau et une teinte particulière des téguments. Çà et là, adhérentes à la barbe et agglutinant les poils entre eux, quelques croûtes d'un jaune sale proviennent de la concrétion du liquide des pustules. Au côté gauche du menton, nous remarquons un gros tubercule plat, étalé, de la largeur d'une pièce de 0,50 centimes, dur, rénitent et douloureux à la pression.

Diagnostic. Sycosis.

Traitement. Cataplasmes amidonnés. Epilation. Lotions émollientes.

Le 11 novembre au matin. Certaines pustules, disséminées sur les joues, sont en voie de résolution ; elles se sont affaissées, et leur contenu semble devoir se concréter sur place. Toutefois, une nouvelle éruption de *petits boutons blancs* est en train d'évoluer au menton. Les poils de barbe ont été épilés avec soin, par le malade lui-même, et la peau se présente à nous sous un aspect luisant, rouge violacé; les parties sont tuméfiées. Continuation des cataplasmes amidonnés et de l'épilation.

Le 15. L'usage des émollients a eu pour effet de diminuer la douleur et les démangeaisons ressenties par le malade. Du reste, les parties sont moins tendues; en enlevant les pièces du pansement, nous amenons l'avulsion de quelques poils. Ceux-ci sont d'ailleurs moins solidement implantés depuis que le follicule qui les renferme est baigné de pus.

Le 20. Mieux sensible. Amélioration notable. Suppression des cataplasmes et applications de mentonnières en caoutchouc. Les pustules s'affaissent peu à peu, et disparaissent. Résolution presque complète de l'induration tuberculeuse siégeant au côté gauche du menton.

Le 22. En pleine voie de guérison au moment où nous quittons le Val-de-Grâce, le malade se prépare à demander son *exeat.*

OBSERVATION VII.

Observation de sycosis non parasitaire, avec complications de phlegmons. (Obs. prise au Val-de-Grâce, service de M. le professeur Mathieu, et communiquée par notre ami, le Dr Pallier).

Armand Béchard, âgé de 22 ans, tempérament lymphatique, constitution assez bonne, exerçant la profession de serrurier, entre au Val-de-Grâce le 31 août 1881, salle 35, nº 36.

Cet homme jouit d'une santé assez bonne, a fait une pleurésie vers l'âge de 17 ans, mais accuse n'avoir jamais eu d'autres maladies ; il est sujet à de fréquentes poussées furonculeuses. N'a eu ni syphilis, ni maladies vénériennes. Sa mère vit encore, est bien portante; son père est succombé dernièremen⁺, emporté par une pleurésie.

A l'âge de 20 ans, Béchard fut incorporé dans une compagnie d'ouvriers d'artillerie ; il fait donc partie de la classe 1876, et a quatre ans de service. Jusqu'en mai dernier, aucune maladie ne lui était survenue, et il n'avait jamais eu d'interruption dans son service militaire.

Ce malade qui se rasait lui-même, prêtait souvent son rasoir à ses camarades ; en mai dernier, il remarqua qu'après s'être rasé comme de coutume, quelques petits boutons lui poussaient dans la barbe, autour des poils et à leur point d'implantation. Ces boutons, d'abord rouges, enflammés, devenaient blanchâtres, et la pression donnait issue à un liquide puriforme. Ces boutons étaient le siège d'un prurit intense avec sensation de chaleur et de tension douloureuse.

Un jour, après s'être rasé, il eut une poussée éruptive tellement intense et tellement forte, qu'il se décida à aller à la visite. Le médecin de son régiment l'envoya à l'hôpital militaire de Vincennes. On porta le diagnostic sycosis et on le garda pendant cinquante jours. Au moment de son séjour à l'hôpital, dit le malade, toute la partie de la figure où il y a de la barbe, était le siège de petites pustules. On appliqua sur son visage des cataplasmes d'amidon ; il fut ensuite soumis à l'épilation, puis on eut recours à l'huile de cade, à la pommade de goudron, aux lotions de sublimé. Avait-on reconnu un *sycosis parasitaire*, pour employer ce traitement ? C'est ce que nous ne saurions dire. Béchard sortit le 6 juillet, en pleine guérison, et retourna à son régiment reprendre son service.

Au bout de quinze jours après sa sortie de l'hôpital, de nouveau obligé à se raser, de petites pustules recommencèrent à reparaître. Le médecin de son régiment conseilla des applications de glycérine. Mais les pustules recommencèrent à gagner toute la figure. C'est alors qu'il fut dirigé sur le Val-de-Grâce, où il arriva le 31 août dernier. A son entrée, nous remarquons des croûtes jaunâtres, agglutinant les poils entre eux, et formant un véritable masque s'étendant sur toute la barbe. Toutes les parties malades sont le siège d'un suintement assez abondant. Sous les doigts on sent des duretés, des saillies, de petites bosses dont le volume varie depuis la grosseur d'un pois jusqu'à celui d'une cerise Çà et là de nombreuses pustules, les unes isolées, les autres confluentes. Les poils de barbe examinés au microscope n'offrent aucune trace de spores, de mycelium ou de débris cryptogamiques.

Diagnostic. Sycosis non parasitaire. Cataplasmes amidonnés. Lotions émollientes. Epilation. Tisane amère.

16 septembre. Amélioration notable du côté gauche. Du côté droit, la joue est douleureuse, un peu empâtée à la pression. Le malade continue à s'épiler.

Le 20. Le côté gauche est toujours en bonne voie. Les tubercules ont bien diminué de grosseur, surtout au menton. La joue droite est toujours douloureuse et menace de laisser former une collection purulente. Continuation des cataplasmes amidonnés.

Le 23. L'abcès imminent sur la joue droite donne les signes évidents de la fluctuation. Le foyer est ouvert et donne issue à un liquide sanguin et purulent. Le restant de la figure continue à reprendre son état normal ; les tubercules sont bien moins saillants ; ils tendent à une résolution définitive. La peau qui les recouvre est le siège d'une desquamation épidermique semblable à celle qui suit l'érysipèle. Sur certains endroits épilés dès le début, la barbe recommence à pousser.

Le 24. L'ouverture de l'abcès a continué à donner du sang. L'hémorrhagie s'arrête peu à peu, les parois de l'abcès se rapprochent.

2 octobre. La plaie d'ouverture de l'abcès est en voie de cicatrisation : les parties indurées qui entouraient le foyer purulent sont en voie de résolution ; sauf une teinte particulière, de la peau, il n'y a plus trace des nodosités sycosiques. La barbe continue à croître. Il ne paraît pas devoir exister d'alopécie.

Le 7. Le malade sort du Val-de-Grâce, en pleine voie de guérison, et se prépare à retourner dans ses foyers.

OBSERVATION VIII.

Impetigo sycosiforme. — Sycosis non parasitaire (formes composées de Bazin).
   (Obs. personnelle, recueillie à l'hôpital Saint-Louis, service de M. Vidal, pavillon Gabrielle, chambre 16).

Lecointre, 60 ans, épicier, entre à l'hôpital Saint-Louis, service de M. Vidal, le 22 novembre 1881, pour un *impetigo sycosiforme.*

Pas d'antécédents héréditaires ni morbides. Etat général très satisfaisant ; le malade est seulement préoccupé par ses affaires et des questions d'intérêt.

L'affection remonte à trois ans, et débuta par une éruption de boutons blancs sur la lèvre supérieure avec sensation de cuisson et cha-

lègère traction. Examinés au microscope, on les trouve parfaitement
sains. Les écailles épidermiques qui recouvrent le menton sont aussi
examinées, elles ne présentent aucune trace de végétation cryptogamique.

Prescription : Tisane amère, cataplasmes, bains simples.

Le 15. Les tubercules de la joue gauche qui ont suppuré un peu
sont aujourd'hui affaissés et de niveau avec la peau ; alopécie circons-
crite. Ceux du menton fournissent encore une petite quantité de matière purulente, mais l'empâtement sous-cutané a beaucoup diminué.

Le 25. La place des tubercules de la joue n'est plus indiquée que par
des ilots d'alopécie. Les tubercules du menton sont affaissés et ne suppurent plus ; ils sont couverts d'écailles très minces.

12 juillet. Guérison. Ses poils repoussent ; le malade quitte l'hôpital.
J'ai revu le malade quatre mois après la guérison, il n'existait aucun
vestige de l'éruption sycosique.

OBSERVATION VI.

Sycosis non parasitaire (obs. personnelle). Val-de-Grâce, service
de M. le professeur Mathieu.

Perrin (sapeur-pompier, caserne J.-J.-Rousseau), âgé de 23 ans,
tempérament sanguin, constitution moyenne, entre le 5 novembre 1881
au Val-de-Grâce, salle 35, lit n° 31.

Antécédents héréditaires nuls ; père mort à la suite de trauma-
tismes ; mère encore vivante ; n'a contracté qu'une blennhorragie, et
n'a eu ni chancres, ni accidents syphilitiques.

C'est la première fois que P... entre à l'hôpital : l'affection remonte à
deux mois et débuta par une sensation de cuisson sur les parties villeuses
de la face, puis par une éruption de pustules sur toute la partie inférieure du visage. A l'examen (8 novembre), voici ce que nous constatons : barbe assez épaisse, dure et solidement implantée ; elle est
coupée depuis dix jours environ. Au menton, sur la lèvre inférieure et
sous les joues, nous rencontrons plusieurs pustules, sous forme de
boutons blancs disséminés çà et là dans toute la barbe. Ces pustules
dont le centre est occupé par le poil lui-même, sont remplies d'un
liquide blanc grisâtre, puriforme ; l'avulsion du poil donne issue à une
gouttelette de pus ; celui-ci examiné au microscope paraît sain, et on
ne remarque aucun vestige de végétation cryptogamique. La base des
pustules est légèrement indurée ; la partie périphérique est le siège

Le 6 décembre. Le malade est en pleine voie de guérison. A peine sent-on, sur la lèvre supérieure, une légère résistance à la pression.

Observation IX.

Impetigo compliqué de sycosis tuberculeux. — Alopécie limitée aux régions où se sont développés les tubercules. — Guérison par les cataplasmes, les bains de vapeur, etc.

(D'après Chausit).

Le 7 juin 1854, le nommé Dubois (Auguste), âgé de 30 ans, commis voyageur, est admis à l'hôpital Saint-Louis, service de M. Cazenave.

Ce jeune homme, d'une constitution moyenne, a toujours joui d'une bonne santé. Il nous donne les renseignements suivants sur l'éruption dont il est atteint, et pour le traitement de laquelle il a demandé son admission à l'hôpital.

Vers le 15 mai dernier, sans cause à lui connue, il vit apparaître au menton quatre ou cinq boutons blancs, sans douleur, sans cuisson. Les jours suivants, de nouveaux boutons se développèrent, tandis qu'aux premiers succédaient des croûtes jaunâtres, assez épaisses. C'est alors qu'il fut admis à l'hôpital où l'examen fait reconnaître une éruption aiguë siégeant dans la barbe et caractérisée par des pustules psydraciées, disséminées sous la mâchoire, sur les côtés, des joues et confluentes au menton. Ces pustules suppurent complètement, sont superficielles, aplaties et peu résistantes; elles ne sont pas traversées par des poils; plusieurs sont déchirées et versent à la surface de la peau un liquide albumino-purulent. A ces caractères, on reconnaît l'existence de l'impétigo aigu.

Prescription. Limonade sulfurique. 5 portions.

12 juin. La plupart des pustules, parvenues à la période de dessiccation sont remplacées par des croûtes d'un jaune ambré, rugueuses que retient une barbe épaisse. Limonade sulfurique; cataplasmes de fécule; bains de vapeur.

Le 23. Les croûtes se détachent difficilement du milieu des poils qu'elles tiennent emmêlés ; mais, à mesure qu'elles sont détachées de la peau par la pousse de la barbe, on voit apparaître sur la partie antérieure et latérale droite du menton, au milieu des croûtes impétigineuses qui persistent, des pustules plus petites que les premières, coniques, traversées au centre par un poil et reposant sur des tubercules rouges, du volume d'un pois. Ce sont des pustules de sycosis. Cette

Catois   8 nouvelle éruption ne s'est développée ni dans les régions sous-maxillaires, ni sur les joues où existent encore les croûtes impétigineuses. Même traitement.

Le 28. Les croûtes de l'impétigo sont entièrement détachées, laissant la peau à peine rosée,

Les tubercules du sycosis ont un peu augmenté de volume, à droite du menton surtout où ils forment, par leur agglomération, une plaque large comme une pièce de 5 francs. Les pustules desséchées forment des croûtes petites, très adhérentes à la base des poils. — Même traiment.

Le 2 juillet. Plus de traces de croûtes sycosiques; les tubercules pâlissent et s'affaissent, mais on constate une dénudation à peu près complète de la partie de la barbe qu'ils occupaient. Sur les autres régions envahies seulement par l'impétigo, il n'y a pas d'alopécie.

Le 20. La peau a repris sa coloration normale, mais elle est encore dégarnie dans les points qui avaient été le siège des nodosités. Quoique la guérison ne soit pas définitive, elle peut être cependant considérée comme prochaine; le malade demande à quitter l'hôpital.

Le 30 novembre 1858, près de quatre ans et demi après la guérison, j'ai eu des nouvelles de ce malade; la guérison s'était maintenue. Les places alopéciques s'étaient recouvertes de poils, en sorte qu'il n'existait aucune trace de l'éruption.

OBSERVATION X.

Sycosis composé. — Impetigo sycosiforme. (Consultation de M. Vidal, 7 décembre 1881).

Leduc, 47 ans, raffineur, atteint depuis trois ans d'une affection sycosiforme de la lèvre supérieure. Emploi de pommades, sans aucun succès. Vient tous les 6 jours à la consultation se soumettre aux scarifications. Il en est à sa 5° et constate une amélioration très sensible. Les cicatrices sont à peine visibles.

OBSERVATION XI.

Sycosis composé. — Impétigo sycosiforme de la lèvre supérieure. — Récidives. (Consultation de M. Vidal).

Moret, 40 ans, garçon marchand de vins, porteur de cette affection depuis dix ans ; récidives très nombreuses. Atteint une nouvelle fois il

y a 6 mois. En traitement depuis 4 mois et vient toutes les semaines se
soumettre aux scarifications. Guérison complète. Cicatrices des scarifications précédentes, complètement invisibles.

Observation XII.

Sycosis composé. — Eczéma pilaire de la lèvre supérieure et complications
de sycosis. (Consultation de M. Vidal.)

Ybert, 46 ans, maître d'hôtel, est porteur d'un *lupus* sur la joue
gauche depuis quarante ans. Il y a un an, il se développa sur la lèvre
supérieure une poussée assez violente d'*eczéma pilaire*.

L'affection débuta par un petit bouton situé au-dessous de l'aile
droite du nez, formation de pustules, de croûtes blanchâtres, sur une
peau humide, ridée, suintante, etc....

Un mois après le début de son mal, extension de l'inflammation aux
follicules pileux, indurations et épaississement sous-jacent, en un mot
complication sycosique des mieux déterminées. Traité par les scarifications depuis cinq mois, Application d'emplâtre Vigo après chaque
séance.

Très grande amélioration et guérison prochaine.

Observation XIII.

Sycosis composé. — (Impétigo sycosiforme), traité sans succès par l'épilation.
Guérison par les scarifications. (Consultation de M. Vidal).

X..., marchand de quatre-saisons, vient à l'hôpital Saint-Louis (con-
sult. de M. Vidal) pour faire le traitement d'une gale invétérée. La
partie médiane de sa moustache est dénudée de poils, et est le siège
d'une alopécie complète. Le malade nous raconte avoir eu il y a deux
ans un impétigo de la lèvre supérieure. Un sycosis s'étant développé
consécutivement, le médecin qui le soignait, pratiqua l'épilation ; in-
succès de cette méthode. Alopécie définitive malgré l'épilation, et persistance des nodosités sycosiques. Soumis aux scarifications, après la
5e séance, résolution des indurations et guérison complète. Persistance
de l'alopécie.

Observation XIV.

Sycosis parasitaire (d'après Chausit). — Affection parasitaire méconnue par
l'auteur. — Simples applications d'émollients et bains de vapeur. — Guérison.
— Herpès circiné. — Pustules et tubercules.

Le 7 août 1855, le nommé C... (Firmin), âgé de 41 ans, tonnelier, a
été admis à l'hôpital Saint-Louis, service de M. Cazenave, pour une
éruption qui occupe la barbe et sur le développement de laquelle il
nous donne les renseignements suivants :

Il y a huit mois environ, cet homme, contre son habitude, se fit raser
par un barbier. Deux ou trois jours après il vit se développer, au milieu
de la barbe, côté droit, une plaque rouge qui se recouvrit de lamelles
blanches, s'agrandit peu à peu de manière à dépasser les dimensions
d'une pièce de cinq francs. La personne rasée avant lui portait, nous
dit-il, une éruption à la face. Est-ce une contagion ou seulement le résultat d'une irritation locale, accidentelle ? Quoi qu'il en soit, cette
plaque dont la physionomie n'a jamais changé, a disparu depuis
quelques semaines seulement, sans traitement aucun et sans que le
malade s'abstint de se faire la barbe, comme il en avait l'habitude.
Enfin, il y a une quinzaine de jours environ, toute la barbe s'est recouverte, sans cause appréciée, sans douleur ni cuisson, d'un nombre considérable de boutons blancs qu'il frotta avec une pommade au goudron,
d'après l'avis d'un médecin. Sept ou huit jours après des nodosités
rouges et assez volumineuses commencèrent à se développer ; il se décida alors à demander son admission à l'hôpital.

Aujourd'hui 8 août, toute la barbe, qui est d'ailleurs épaisse et bien
fournie, est hérissée d'une foule de nodosités rouges, ovalaires, enchâssées dans la peau, irrégulièrement circonscrites, surmontées par un
certain nombre de pustules qui sont traversées par un poil à leur partie
centrale. Quelques-unes de ces tumeurs complètement dénudées, lisses,
forment une espèce de masse charnue rouge, végétant au milieu de la
barbe qui les entoure et qui se trouve dans ses conditions normales; il
faut remarquer, en effet, que l'alopécie ne s'étend pas au delà des
limites des nodosités elles-mêmes, et que, sur le plus grand nombre,
elle est bornée au sommet, là seulement où les pustules sont développées, car les poils qui recouvrent les tubercules et qui ne présentent
point de pustules à leur base, ne tombent pas, ce qui prouve bien que
la chute du poil est provoquée par l'inflammation du bulbe pilifère.

Toutes les nodosités sont assez résistantes mais indolentes.

Prescription. Tisane de chicorée sauvage. Cataplasme de fécule de pomme de terre et d'eau de guimauve. Bain de vapeur. Cinq portions.

Le 15 août. Les pustules qui existaient au moment de l'admission du malade, ont formé de petites croûtes adhérentes et qui, en tombant, ont entraîné la chute des poils dont elles entouraient la base. Toutes les nodosités sont moins volumineuses. L'amélioration est évidente. Même traitement.

Le 3 septembre. Le malade est obligé de quitter l'hôpital, les tubercules sont complètement affaissés; la peau est encore un peu rouge, mais elle est souple, et tout indique que l'éruption est guérie. D'ailleurs les poils repoussent en quelques points, seulement ils sont plus grêles et moins colorés que les autres.

Nous avons eu occasion de revoir le malade le 28 septembre, l'amélioration avait continué. La peau offre sa teinte grisâtre normale, elle est souple,et, sur toutes les places anciennement dénudées on voit pousser des poils forts et vigoureux.

OBSERVATION XV.

Sycosis parasitaire. (Observation complète avec toutes les phases de la trichophylie sycosique. Recueillie et communiquée par notre ami le Dr Blesson). — Contagion avec chevaux dartreux.

Auguste Bouguet, âgé de 35 ans, profession de maréchal-ferrant, d'une constitution très robuste, entre dans le service de clinique des maladies de peau, Val-de-Grâce. Monsieur Mathieu, professeur, salle 35, lit 28.

Ce sujet a toujours joui d'une santé excellente, n'a jamais fait qu'une fièvre typhoïde légère, qui ne le tint alité que pendant une vingtaine de jours, n'a jamais eu la syphilis, ni de chancres ; enfin, n'est sous la dépendance d'aucune diathèse. Il a onze ans de service, dont quatre dans la garde républicaine, où il fait en ce moment le service de maréchal-ferrant.

Vers les premiers jours du mois de juin dernier, ce militaire vit apparaître des deux côtés de l'angle de la mâchoire de petites plaques argentées qui se desquamaient facilement. Ces plaques étaient le siège d'un prurit léger et d'une démangeaison également assez légère. Mais quand il venait à se raser, une cuisson assez intense succédait au prurit, la figure lui brûlait, disait-il, pendant assez longtemps.

A trois reprises différentes, et toujours inutilement, ces plaques furent cautérisées au nitrate d'argent. Elles ne cessèrent de gagner, de se propager, en dépit des applications de compresses imbibées d'eau phéniquée, de solutions de borate de soude, etc.... En cet état, il dut continuer son service sans interruption, jusqu'au commencement de septembre. Alors son visage s'était enflammé, tuméfié, et de gros boutons avaient succédé aux plaques. Ces gros boutons, qu'il prit pour des furoncles, le picotaient, et lui faisaient ressentir de la cuisson et une gène douloureuse ; quelques-uns devinrent blanchâtres et entrèrent en suppuration, les autres, après un temps plus ou moins long se résorbèrent. B... entra alors à l'infirmerie de son corps ; on lui appliqua un cataplasme de farine de lin qui fit tomber les croûtes desséchées et noirâtres qui couvraient son visage ; puis on fit un badigeonnage d'huile de cade.

Trois jours après, il était envoyé au Val-de-Grâce et entrait dans nos salles, le 4 septembre au soir.

Le lendemain de son entrée, à la visite du matin, le malade nous apparaît avec la face d'un rouge noirâtre ; le menton et les joues, principalement la joue gauche, sont couverts de gros boutons rouges, enflammés, tuméfiés. Quelques-uns sont blancs, prêts à suppurer, d'autres, en train de se résoudre, sont rétractés; d'autres enfin, ayant déjà déversé leurs produits de suppuration sont moins rétractés et sont ombiliqués à leur centre.

Au menton, ces grosses pustules sont reliées entre elles par de grandes plaques rouges, indurées et enflammées. Le visage n'est pas trop sensible, même au toucher; mais il devient douloureux quand le malade a fait fonctionner sa mâchoire, qu'il a mangé ou causé. (Contract. des masséters.)

Voici à quoi B... attribue le *sycosis parasitaire* dont il est porteur en ce moment. En sa qualité de maréchal-ferrant, notre sujet se trouvait souvent de service à l'infirmerie des chevaux ; il attribue l'affection qu'il a au visage à ce qu'il y avait parmi les chevaux en traitement qui lui étaient confiés, des animaux dartreux, et l'éruption dont il est atteint, dit notre malade, correspond à l'entrée de ces chevaux dartreux dans l'infirmerie.

Sous les pustules, on sent, à la pression, de grosses bosses qui roulent sous les doigts ; quelques-unes ont presque le volume d'une petite noix.

Diagnostic : Sycosis parasitaire.

On prescrit : Pommade au turbith, épilation.

L'examen microscopique des poils avulsés est fait avec soin ; ils ont changé de couleur et ont pris une teinte sale, rousse, ils sont un peu crispés. La tige est saine, mais le bulbe pileux et les gaines radiculaires offrent des débris d'éléments cryptogamiques ; quelques tubes de mycelium se voient entre les cellules épidermiques, allongées parallèlement selon l'axe du poil ; quelques-uns de ces tubes sont étranglés de distance en distance. Spores éparses çà et là dans l'intérieur des gaines. Le poil offre des renflements inégaux sur tout son parcours, en certains endroits il paraît prêt à se rompre.

16 septembre. La barbe est entièrement épilée ; la joue gauche est moins enflammée, les tubercules sont diminués de volume. La joue droite est en voie d'amélioration. Les plaques indurées du menton ont presque entièrement disparu. Continuation du même traitement. Cataplasme et pommade turbith.

Le 18. Le malade reçoit la recommandation de se savonner la figure avec le savon noir, mais très légèrement, et sans pour cela laisser de côté la pommade au turbith.

Le 23. Amélioration continuelle. On ne voit plus que de petites plaques rouges, faiblement indurées, seul indice des anciens tubercules. Çà et là, sur le menton, quelques petits boutons simulant de l'acné. La peau de la figure est luisante, quelques poils commencent à repousser sur les parties épilées en premier lieu.

Au commencement d'octobre, le malade est en parfaite guérison et demande son *exeat*.

OBSERVATION XVI.

Sycosis parasitaire (d'après Chausit). — Herpès circiné. — Pustules et tubercules sycosiques. — Abcès consécutif.

Le 28 juin 1854, le nommé B... (Victor), âgé de 30 ans, terrassier, est entré à l'hôpital Saint-Louis, service de M. Cazenave, pour se faire traiter d'une éruption qui occupe la barbe et qui a débuté depuis quelques semaines seulement.

Ce jeune homme est d'une constitution vigoureuse ; il a la barbe bien fournie, d'un brun châtain. Il y a six semaines environ, il quittait l'hôpital Saint-Louis, où son admission avait eu lieu dans un autre service, cinq mois auparavant, pour une éruption syphilitique dont il porte des cicatrices indélébiles principalement aux membres et sur le dos. Quinze jours avant sa sortie, il vit survenir au menton, après avoir été rasé par le barbier de l'hôpital, une éruption sèche, farineuse, qui fut diagnostiquée herpès par le médecin du service et touchée avec un pinceau imbibé d'une solution de sublimé. Rentré chez lui, il fit usage d'une pommade camphrée et d'autres topiques plus irritants encore que lui vendit un charlatan. Dès ce moment il éprouva des douleurs cuisantes avec élancements, chaleur, et bientôt après se montrè-

rent, au menton et dans la région sous-maxillaire, de petits boutons blancs ayant à leur base des noyaux indurés, rouges et douloureux ; l'éruption a toujours fait de nouveaux progrès.

Aujourd'hui, 29 juin, nous constatons dans les régions indiquées des indurations saillantes, un peu aplaties, dont la longueur varie depuis celle d'une lentille jusqu'à celle d'une pièce de 2 francs, selon que les tubercules sont isolés ou bien réunis en plus ou moins grand nombre pour former des plaques qui, au premier abord, paraissent constituées par un seul tubercule. Tous ces tubercules sont rouges, durs et recouverts d'une couche très légère de squames furfuracées, entièrement sèches, derniers débris de la première éruption pustuleuse. C'est à peine si l'on trouve quatre ou cinq pustules intactes sur les points les plus saillants où les poils sont en même temps rares et dépourvus de vigueur. Ils laissent entre eux des intervalles où la peau et la barbe sont à l'état normal. Démangeaison légère, mais tension douloureuse assez ive.v

Prescription. Tisane amère. Cataplasme. Bain simple. Cinq portions.

13 juillet. La résolution des nodosités tuberculeuses s'est effectuée d'une manière assez rapide ; aujourd'hui elle est à peu près complète ; mais la place qu'elles occupaient est encore rosée et entièrement dégarnie de poils, ce qui constitue des îlots d'alopécie, séparés au milieu de la barbe, qui est restée intacte. Toutefois une plaque indurée, située sous le menton, un peu à droite de la ligne médiane, est devenue le siège d'une inflammation plus vive ; elle est grosse comme une aveline, glabre aussi, tendue, douloureuse ; le malade y éprouve un sentiment de pulsation intérieure. C'est un travail de suppuration qui s'effectue. En effet, deux jours après, une ponction faite avec la lancette donne issue à une quantité assez considérable de pus : c'était un véritable abcès sous-cutané, terminaison de l'inflammation phlegmoneuse de l'appareil pilifère.

Tisane amère. Cataplasmes. Bains de vapeur.

19 août. Le même traitement, continué avec persévérance depuis l'admission du malade, a produit un heureux résultat. Aujourd'hui la guérison est complète et les poils repoussent sur les divers points de la barbe où ils étaient tombés, à l'exception d'une place, sur la partie droite de la région sous-maxillaire qui est encore le siège d'une induration peu marquée, souple, non douloureuse, ce qui indique une résolution prochaine : c'était la place occupée par la nodosité devenue purulente. Le malade quitte l'hôpital.

OBSERVATION XVII.

Sycosis parasitaire et herpès circiné. — Contagion directe. (Service de M. Farge
Hôtel-Dieu d'Angers). (Observation recueillie et communiquée par M. Angelo
Bolognesi, interne du service.)

Le nommé Gauch... (Auguste), 38 ans, garçon de ferme, entre à
l'Hôtel-Dieu d'Angers le 31 janvier 1880, salle Saint-André, nº 7.

Son affection date de cinq semaines. Mentagre très bien caractérisée
siégeant sur les deux joues et au menton, avec accidents très développés, surtout au niveau des joues : pustules, vésicules, tubercules,... etc... Les poils sont cassés et entraînés par le pus. Dans
certains endroits, le produit de suppuration des pustules s'est concrété sous forme de croûtes jaunâtres, isolées. Au microscope, on
constate dans les gaines radiculaires la présence du trichophyton. Sur
d'autres points du corps, on observe de l'herpès circiné développé
consécutivement aux accidents de la face. On en rencontre sur la cuisse
gauche, la fesse droite, le coude gauche et jusque sur le gland. Cet
herpès est caractérisé par des vésicules dont l'ensemble forme des
cercles et des festons plus ou moins sinueux. Le centre (area) est in-
tact ; çà et là, des squames remplacent les vésicules.

G... était chargé du pansement des bestiaux ; parmi ceux-ci se trou-
vaient de jeunes veaux dartreux. La contagion de G... avec ces animaux est évidente, et voici comment le malade lui-même nous l'explique.

Pour passer le licol autour du cou des veaux, il se plaçait à genoux, tantôt à droite, tantôt à gauche de l'animal, l'une de ses mains
entourant le dessus du cou, l'autre embrassant le dessous. Dans cette
position, l'une des joues du malade était en contact direct avec les
dartres situées sur le cou du veau ; dans certains cas, il y avait même
un frottement plus ou moins prolongé, et dû aux mouvements de l'a-
nimal. Ceci nous explique non seulement le mode de début par les
deux joues simultanément, mais encore le plus grand développement
des accidents dans ces deux régions. Le malade nous raconte, en
effet, que les accidents éruptifs qui siègent au menton ne datent que de
trois semaines ; ils sont survenus consécutivement à ceux des joues et
sont dus à la propagation du trichophyton.

Quant à l'herpès circiné consécutif également aux accidents développés sur les joues, on doit l'attribuer au toucher, aux frottements,
aux grattages faits par le malade lui-même, plutôt qu'au contact avec

les animaux. Quoiqu'il en soit, ces accidents d'un aspect très différent sont certainement dus à la même cause.

Traitement. — Epilation. Pommade au précipité blanc. Guérison.

OBSERVATION XVIII.

Sycosis parasitaire (d'après Chausit). — Herpès et érythème circiné.
Pityriasis alba. — Pustules et tubercules sycosiques.

Le 22 avril 1858, le nommé Clerc Donat, âgé de 38 ans, employé au chemin de fer de Lyon. rue des Vieilles-Haudriettes, n° 6, est admis à l'hôpital Saint-Louis, service de M. Cazenave.

Il y a deux mois le malade a vu se développer pour la première fois sur la lèvre supérieure puis au menton, des rougeurs acompagnées de petits boutons blancs que le rasoir rendait saignants (le malade se rase lui-même toute la barbe). Plus tard, des rougeurs semblables ont paru sur les joues, le nez, le front, la nuque et la face dorsale de la main droite. Le malade affirme que des grosseurs volumineuses comme des gros pois se sont développés dans l'épaisseur de la peau du menton et ont disparu sans suppurer, sans se couvrir de croûtes agglutinant les poils.

Prurit irrégulier, quelquefois cuisson, ardeur locale, mais supportable. Le malade n'a pas fait de traitement; il ne se faisait plus la barbe qu'avec des ciseaux. La cause de cette éruption lui est inconnue; ni sa femme, ni ses enfants ne portent aucune trace de maladie de peau Toute la peau du menton jusqu'au niveau des commissures est rouge, couverte d'une desquamation farineuse, blanche, adhérente à la base des poils. Même état à la lèvre supérieure. Tout le reste de la barbe ne présente aucune trace d'inflammation. Sur les pommettes, le front, le nez, la face dorsale de la main droite existent des rougeurs diffuses, presque effacées, mais que trahissent encore quelques légères exfoliations très ténues.

Prescription. — Tisane amère, cataplasmes, bains de vapeur. Cinq portions.

12 mai. L'état des disques érythémateux du menton et de la lèvre supérieure a peu changé; le malade nous montre dans la région sous-mentonnière une petite nodosité enchâssée dans la peau et semblable, nous dit-il, à celles qui se sont développés avant son admission à l'hôpital. Cette nodosité dont le volume égale celui d'un pois est peu douloureuse. La peau est rosée, lisse, sans traces ni de pustules ni de croûtes. Remplacer les cataplasmes par des frictions avec la pommade suivante : Onguent citrin, 2 grammes ; axonge, 30 grammes.

Le 24. La nodosité que nous avons examinée chaque jour a disparu sans suppurer, sans présenter de pustules. La rougeur du menton e ¡de la lèvre supérieure est presque effacée; plus de desquamation. I¡ n'existe plus de traces de l'éruption au nez, aux pommettes, sur le front et la face dorsale de la main.

8 juin. La peau du menton et de la lèvre supérieure est grisâtre comme à l'état normal. Sur ces points là, les poils n'ont jamais été altérés ; ils ont toujours poussé régulièrement malgré l'existence d'une desquamation abondante. Depuis hier, nouveaux disques farineux à la face dorsale de la main droite et à la partie inférieure de l'avant-bras.

Le 21. Guérison complète. J'ai revu le malade cinq mois après la guérison, il n'y a pas eu récidive.

OBSERVATION XIX.

Transmission d'herpès circiné par un sycosis parasitaire
(d'après Chausit).

Le 14 août 1858, la nommée Robert (Anne), âgée de 41 ans, est venue aux consultations de mon dispensaire des maladies de la peau. Depuis une quinzaine de jours, une tache rouge, prurigineuse, s'est développée sur la pommette gauche ; aujourd'hui, elle égale en étendue les dimensions d'une pièce de 5 francs, et son extrémité supérieure a atteint l'arcade orbitaire. La partie centrale est saine, sans trace de rougeur ni de desquamation ; la circonférence est constituée par un rebord légèrement saillant, rouge, écailleux.

Prurit encore vif.

La malade prétend avoir contracté cette éruption de son mari, qui est atteint lui-même d'une affection du visage. Nous avons pu, trois jours après, voir cet homme, qui a un sycosis tuberculeux, sur le développement duquel il nous donne les renseignements suivants. Il y a sept semaines environ il se fit raser chez un barbier, qui n'était pas son barbier ordinaire ; le jour même, cuisson, rougeur sur le menton ; le lendemain une furfuration blanchâtre, abondante, recouvrait la peau et, au bout de dix jours, des pustules et des nodosités suppurantes occupaient le menton et la lèvre supérieure. Aujourd'hui les anciens tubercules ne suppurent plus, la peau est alopécique ; mais quelques tubercules nouveaux existent dans la région sous-mentonnière. Cette présomption de contagion me fit un devoir d'insister tout particulièrement sur l'examen microscopique des produits de l'herpès chez la femme ;

aussi toute la desquamatio:\ recouvrant le cercle herpétique du visage est soigneusement recueillie et examinée au microscope. (Il est entendu que Chausit n'admet pas le parasitisme.) Je n'ai pu trouver aucune trace de végétation sporulaire.

Le 17. Le disque s'est un peu agrandi, mais la rougeur est moins vive Deuxième examen de la desquamation, qui ne contient aucun vestige de granulations ci yptogamiques.

Prescription. Frictions, le soir, avec la pommade suivante : teinture d'aloès, 1 gramme; axonge, 10 grammes; le matin iaire des lotions alcalines.

Le 21. L'amélioration continue ; troisième examen négatif de desquamation.

Le 24. Le cercle herpétique s'est un peu étendu vers la tempe. Quatrième examen de la furfuration recueillie sur ce point; rien.

Le 31. Cinquième examen encore négatif.

7 septembre. L'éruption a gagné le côté externe du sourcil, les poils sont arrachés et examinés au microsçope, ainsi que la furfuration blanchâtre existant sur ce point. Ce sixième examen ne démontra aucune trace de végétation dite parasitaire.

A dater de ce jour, l'amélioration fit des progrès rapides vers la guérison.

5 octobre. Toute trace de l'éruption herpétique a disparu.

Chez les enfants, il n'y a aucun symptôme d'affection cutanée.

Au point de vue de la doctrine parasitaire, ce fait serait un exemple de transmission d'un herpès par le sycosis. Comment expliquer, en admettant cette hypothèse, l'absence de toute trace de végétation sporulaire dans la desquamation de cet herpès qui est toujours, dit-on, l'effet de la germination parasitaire, et non un milieu favorable au développement de ces granulations dites cryptogamiques?

Remarques. — Nous savons que Chausit repousse énergiquement la possibilité de l'existence d'un sycosis parasitaire. Aussi ses recherches microscopiques ne prouvent absolument rien, comme le dit Bazin : « On ne voit pas, parce qu'on ne veut pas voir. » Quoiqu'il en soit, et malgré les assertions de Chausit, nous persistons à voir dans cette observation un sycosis parasitaire ayant transmis ou ayant été lui-même transmis par un herpès circiné.

Observation XX.

Sycosis parasitaire. — Herpès circiné (obs. personnelle). Val-de-Grâce,
service de M. le professeur Mathieu.

Corvisart, 23 ans, sapeur-pompier, tempérament bon, quoique un peu
lymphatique, entre dans nos salles le 27 juin 1881. (Salle 35, lit 35.)

Pas d'antécédents héréditaires, père et mère se portant bien. N'a eu
ni syphilis, ni aucune autre maladie. L'affection remonte à six semaines.
Vers cette époque, à la suite d'une séance chez le barbier du régiment,
Corvisart remarqua sur son visage une *éruption dartreuse* assez intense
L'affection est diagnostiquée *herpès circiné* par le médecin du corps ; la
persistance du mal, sa résistance à tout traitement, et la formation
rapide de nombreuses pustules sur le visage, nécessitent l'évacuation
du malade sur le Val-de-Grâce.

A l'examen (28 juin), voici ce que nous observons :

Barbe peu épaisse, surtout aux joues.

a. Sous la lèvre inférieure, sur le menton et sur les parties latérales
de la face, nombreux anneaux d'herpès circiné, en voie de desquamation épithéliale. Ces disques sont encore le siège d'un prurit assez intense ; les bords en sont un peu saillants, et couverts de cellules épidermiques grisâtres, facilement soulevées par l'ongle.

b. Çà et là, surtout au menton, ainsi que sur la partie inférieure des
joues, petites pustules acuminées, traversées par un poil grêle, petit
et décoloré. Quelques-unes de ces pustules renferment un liquide jaunâtre, puriforme ; d'autres ont déversé leur contenu qui s'est concrété
en une croûte ocreuse, peu épaisse, adhérente au poil qui la traverse.

c. A la base de ces pustules, nous constatons des saillies rougeâtres,
lisses et luisantes, de la largeur d'une pièce de 0 fr. 50 à 1 fr. Ces saillies, disposées en groupe, sont dures au toucher, épaisses, peu mobiles
sur les parties sous-jacentes, et douloureuses à la pression. Engorgement de quelques ganglions lymphatiques situés dans l'angle de la
mâchoire. L'examen microscopique de quelques poils avulsés nous
dévoile la présence de spores éparses et de tubes de mycelium dans les
gaines épidermiques radiculaires.

Diagnostic. Sycosis parasitaire.

Traitement. Epilation, pommade au turbith, vin de quinquina, tisane
amère, cresson.

Du 28 juin au 15 juillet, aucune amélioration notable. Vers le 17, le
malade attire notre attention sur une petite plaque érythématique siè-

geant sur la partie latérale droite de la base du cou, à 3 ou 4 centimètres environ au-dessus de la *clavicule*. Cette plaque est le siège d'une assez vive démangeaison, et augmente de plus en plus en largeur : elle offre bientôt le diamètre d'une pièce de 5 fr.

Le 20. Nous voyons les bords de l'érythème prendre une coloration plus foncée, tandis que le centre devient plus pâle, puis nous assistons à l'évolution de petites vésicules à contenu liquide, grosses à peine comme une tête d'épingle, qui se dessèchent au bout de douze à dix-huit heures pour donner lieu à la formation de squames épidermiques blanchâtres. L'affection dessine peu à peu une forme annulaire, puis la partie antérieure de l'anneau venant à se rompre, on observe alors une sorte de croissant, sinueux et festonné. L'examen histologique des quames, des poils follets qui couvrent ces anneaux érythémateux ests fait avec beaucoup de soin; avec beaucoup de peine, on arrive enfin à constater des éléments cryptogamiques. Ces éléments étaient surtout constitués par du mycelium.

Diagnostic. Herpès circiné.

Application de pommade turbith.

Le 27. Rougeur disparaît peu à peu, desquamation exfoliatrice assez intense.

5 août. Nouvelle poussée d'érythème, puis d'herpès circiné parasitaire sur la joue gauche, un peu au-dessous de la paupière inférieure. Continuation de la pommade turbith.

Les *tubercules* sycosiques sont toujours dans le même état, de nouvelles *nodosités* se dessinent à la base des pustules, au menton et à la face, sous forme de petites tumeurs, ovales, saillantes et d'un rouge vif, qui tranchent sur le fond pâle du visage. L'engorgement est indolent, et le tempérament lymphatique du sujet semble prédisposer au retard de la résolution de ces indurations.

Le 12. Trois de ces saillies tuberculeuses sont scarifiées par M. le professeur Mathieu ; de nombreuses incisions parallèles et rapprochées sont faites sur ces petites tumeurs. Une sorte de saignée locale se trouve ainsi effectuée sur ces points.

Le 14. Affaissement des saillies scarifiées.

Le 15. Les scarifications sont à peine visibles, les anneaux d'érythème et d'herpès circiné ont presque entièrement disparu. Les tubercules sycosiques scarifiées sont en pleine résolution.

Le 20. Corvisart peut se considérer comme guéri, et pourra sorti dans peu de jours.

Observation XXI (personnelle).

Herpès circiné, commençant à passer à l'état sycosique. (Consultation de M. Vidal, hôpital Saint-Louis.)

Roux, 24 ans, garçon boulanger. Sur le côté gauche du cou et de la figure, larges festons d'*herpès circiné parasitaire* que ce sujet attribue à la malpropreté de son barbier.

Sur le menton, quelques petites pustules commencent à se former ; les poils de barbe perdent de leurs caractères normaux. Il y a lieu de craindre un *sycosis parasitaire* débutant.

Traitement. Badigeonnage des plaques d'herpès circiné parasitaire avec teinture d'iode ; avoir soin de dépasser les sufaces malades.

L'examen microscopique n'a pu être pratiqué.

Observation XXII (personnelle).

Evolution d'herpès circiné parasitaire à plusieurs endroits et à différentes époques. — Transport du parasite végétal par le malade lui-même sur différentes parties de son corps. — Evolution d'un sycosis bien confirmé.

L'observation suivante a été recueillie au moment où le malade était en voie de guérison. Ce n'est donc que d'après les renseignements du sujet, assez intelligent du reste, que nous avons pu reconstituer son histoire.

Débonnaire, 1er soldat à la 23e section, ouvriers militaires, né à Montreau (Seine-et-Oise), 24 ans, entre au Val-de-Grâce, salle 35, lit 33, le 27 juin 1881.

Aucun antécédent héréditaire ni morbide.

Le mal remonte au 20 février 1881. D... raconte que, s'étant fait, vers cette époque, raser chez un barbier, il avait ressenti, quelques jours après, une forte démangeaison au menton ; puis, légère rougeur furfuracée, farineuse, accompagnée d'une sensation de brûlure. Extension de l'affection à la pommette et à la joue gauche. Pour calmer les démangeaisons, le malade se rappelle très bien s'être frotté le menton avec le dos de sa main ; peu de jours après il constatait sur la face dorsale de son poignet une plaque rouge et cuisante, analogue à celles qu'il portait au menton et sur les joues.

Débonnaire retrace la marche et l'évolution de petites vésicules sur les bords de cette plaque d'*herpès circiné*. Quelques jours après, se frottant les yeux par mégarde avec le dos de la main, il remarquait sur la paupière inférieure gauche une autre plaque festonnée d'érythème et d'*herpès circiné*.

Au même moment, éruption de pustules sur le menton, pustules occupant le point d'implantation du poil de barbe, d'abord discrètes, isolées, puis réunies en groupe. Nodosités sous-cutanées formant des saillies arrondies et mobiles, plus ou moins volumineuses.

Traitement. Pommade turbith.

Cataplasmes amidonnés pour hâter la résolution des tubercules.

Au moment où nous examinons le sujet (10 juillet), une très grande amélioration s'est produite dans son état : disparition complète des anneaux d'*herpès* et d'*érythème circiné*, sous l'influence de pommade au turbith. Nous constatons seulement encore une certaine induration correspondant à la base des pustules, induration consécutive aux tubercules sous-cutanés qui sont en voie de résolution. Suppression de pommade turbith et des cataplasmes. Frictions avec pommade iodure de potassium. Amélioration graduelle.

Le malade sort le 29 juillet complètement guéri, et avec une convalescence de trois mois.

OBSERVATION XXIII (personnelle).

Herpès circiné et consécutivement sycosis de la nuque. (Val-de-Grâce, service de M. le professeur Mathieu).

Gaillard (sapeur-pompier), 25 ans, bonne constitution, tempérament sanguin, entre une première fois au Val-de-Grâce le 11 mai 1881 ; il y est soigné pour des dartres, siégeant au menton, et en sort guéri environ un mois après.

Il rentre de nouveau à l'hôpital le 25 juillet 1881. Aucun anrécédent héréditaire ni morbide : n'a eu qu'une arthrite rhumatismale vers l'âge de 18 ans. Eruption d'acné sur la poitrine.

A la partie inférieure du cou, larges disques érythémateux (herpès circiné) interrompus çà et là, mais dont les parties festonnées et sinueuses peuvent se suivre latéralement à droite et à gauche.

Examen microscopique. Présence de quelques éléments cryptogamiques, dans les poils follets et les squames épidermiques, spores et mycelium.

Sur les côtés et à la partie postérieure de la nuque larges pustules à base indurée, et à sommet puruient. Les unes sont recouvertes de croûtes jaunes verdâtres, les autres sont traversées par des cheveux. Ceux-ci avulsés et examinés au microscope ne peuvent nous montrer traces de cryptogames. Nous supposons que le trichophyton a dû être détruit par le travail suppuratif.

Nous constatons sur le poignet droit et sur le poignet gauche des traces d'herpès circiné en voie de desquamation épithéliale. G... attribue la transmission de l'affection, de la face à ses poignets, à une auto-contagion ; à une propagation du cryptogame par les grattages répétés.

Traitement. Pommade turbith.

Aucune amélioration jusqu'au 7 août. A cette époque, disparition graduelle des festons d'herpès circiné. Squames nombreuses sur les points où siégeait l'érythème. Les pustules de la nuque sont toujours?indurées.

Le 13, à la visite du matin, évolution sur la pommette droite d'un anneau d'herpès circiné très bien déterminé. Extension de cet anneau, les bords se découpent en festons sinueux, le centre pâlit et se couvre de squames.

Application de pommade turbith.

15 août et jours suivants, exfoliation des anneaux d'herpès circiné constatés au menton et sur la pommette. Résolution graduelle et disparition des tubercules et des pustules sycosiques de la nuque.

Gaillard sort le 10 septembre, encore une fois guéri.

OBSERVATION XXIV (personnelle).

Herpès circiné parasitaire et sycosis consécutif.

Radisson, sapeur-pompier (caserne Ménilmontant). Bon tempérament, constitution moyenne, entre au Val-de-Grâce, service de M. le professeur Mathieu, salle 35, lit 33, le 5 novembre 1881.

Antécédents héréditaires nuls. A eu la fièvre palustre vers l'âge de 17 ans. N'a eu ni syphylis ni chancres.

L'affection aurait débuté il y a trois mois par une éruption assez intense de dartres. Le siège de ces dartres (tout le menton, et le pourtour des joues), la vive démangeaison qui accompagne l'éruption, nous font songer à l'herpès circiné parasitaire. Au dire du sujet, quelques-unes de ces dartres décrivaient des festons circulaires, à desquamation épidermique de la largeur d'une pièce de 5 fr. en argent. Quelques-unes de ces dartres disparurent sous l'influence d'une application de teinture d'iode ; les autres reparurent ailleurs, et continuèrent à évoluer çà et là au menton et sur les parties latérales du cou.

Catois.   9

Au moment de l'examen (8 novembre), les anneaux d'herpès circiné ne sont plus visibles, mais nous observons à leur place une poussée de petits boutons pustuleux. Quelques tubercules se dessinent sous ces pustules ; ils sont durs, douloureux, et varient de la grosseur d'un pois à celui d'une cerise. Sur la joue droite et sur la joue gauche, plusieurs autres tubercules forment des saillies, rougeâtres, empâtées. La barbe est épaisse ; sur quelques points, les poils de barbe se laissent aisément avulser ; ce sont ceux justement qui émergent des pustules, leurs racines sont baignées de pus, et l'examen microscopique ne permet pas de constater la présence du cryptogame (destruction naturelle. Bazin).

Diagnostic. Sycosis parasitaire.

Taitement. Epilation. Pommade turbith. Cataplasmes amidonnés.

Le 11 au matin. Nouvelle éruption de boutons et de pustules sur les côtés des joues ; en même temps, à gauche, sous l'angle de la mâchoire, formation d'un nouveau tubercule, gros comme une fève, empâté et diffus. Même traitement.

Le 20 au matin. Aucune amélioration notable. Eruptions continuelles et successives de pustules à base indurée. Plaques tuberculeuses et nodosités sycosiques sur les côtés des joues et jusqu'au voisinage des tempes.

Néanmoins pas de tendance à la suppuration. Caractère indolent et chronique.

Ce malade est encore en traitement au moment où nous quittons le Val-de-Grâce (22 novembre 1881).

INDEX BIBLIOGRAPHIQUE

PLINE. — Histoire naturelle, lib. XXVI.

MARTIAL. — Epigram., 59, 98.

CELSE. — Traité de la médecine.

J. MERCURIALIS et Paulus AICARDIUS. — De morbis cutaneis, 1601.

Daniel TURNER. — Treatise on the diseases of skin. London, 1766.

A.-C. LORRY. — Tractatus de morbis cutaneis. Parisiis, 1777.

PLENCK. — Doctrina de morbis cutaneis. Viennæ, 1788.

Robert WILLAN. — Description and treatment of cutaneous diseases, 1798.

BATEMAN. — Practical synopsis of cutaneous diseases, 1813.

ALIBERT. — Précis sur les maladies de la peau. Paris, 1810.

CAZENAVE et SCHEDEL. — Abrégé pratique des maladies de la peau. Paris, 1847.

GIBERT. — Traité pratique des maladies spéciales de la peau. Paris 1840.

RAYER. — Traité des maladies de la peau. Paris, 1835.

SAM-PLUMBE. — Practical treatise on the diseases of skin. London, 1837.

DEVERGIE, — Traité pratique des maladies de peau. Paris, 1854.

GRUBY. — Comptes rendus de l'Acad. des sciences. Paris, 1844.

MALMSTEN. — Arch. f. anat. und physiol., von S. Muller, 1848.

V. BAERENSPRUNG. — Annalen der charite. Kraukenhaus, 1853.

GUNSBURG. — Comptes rendus de l'Acad. des sciences. Paris, 1843.

LEBERT. — Physiologie pathologique. Paris, 1845.

MALHERBE. — Etudes cliniques sur l'herpès tonsurant. Nantes, 1852.

LETENNEUR. — Réflexions sur l'herpès tonsurant. Nantes, 1852.

BAZIN. — Recherches sur les teignes, 1853.

— Affections génériques de la peau, 1862.

— Affections cutanées parasitaires, 1862.

CRAMOISY. — Des affections déterminées chez l'homme et les animaux par le trichophyton. Thèse de Paris, 1856.

RAYNAL. — Dartre contagieuse du cheval et du bœuf à l'homme. Mémoire de l'Acad. de médecine de Paris, 1858.

Houlez de Sorèze. — Cas de transmission de la dartre bovine à l'homme. Revue médicale, 31 août 1858.

Chausit. — Sycosis ou mentagre. Paris, 1859.

Bouchard (Ch.). — Etudes expérimentales sur l'identité de l'herpès circiné et de l'herpès tonsurant. Lyon, 1860.

Mahaux (Eug.). — Recherches sur le trichophyton tonsurant et sur les affections cutanées qu'il détermine. Bruxelles, 1869.

Vincent (Is.). — Recherches expérimentales pour servir à l'histoire de l'herpès tonsurant chez les animaux. Thèse inaugur. de Paris, 1874.

Tilbury Fox. — Leçons sur le sycosis parasitaire. The Lancet, 2 août 1873.

Bazin. — Article Mentagre in Dict. encyclop. des sciences médicales, série 1873.

Hardy. — Annales de dermatologie et syphiliographie. Maladies contagieuses du système pileux. Etude sur la trichophytie, 1876.

— Maladies de la peau, 1859.

— Article Herpès in Nouveau dictionnaire de médecine et de chirurgie pratiques, 1873.

Tilbury Fox. — Skin deseases of parasitic origin. London, 1863.

Ch. Robin. — Des végétaux qui croissent sur les animaux vivants. Thèse pour doctorat ès sciences naturelles, 1847.

— Traité d'histoire naturelle des végétaux parasites, 1853.

Anderson. — On the parasitic affection of the skin. London, 1868.

Kobner. — Mycosis tonsurans, von Klinische und experimentelle Mikheilingen ams des Dermatologie und syphiliodologie. Erlangen, 1864. In-8, p. 4 et 28.

Recherches de MM. Lancereaux, Michelson, Browne, Horand, Aubert, sur la transmission du trichophyton tonsurant des animaux à l'homme.

Leçons cliniques sur les teignes, par le Dr Lailler, médecin de l'hôpital Saint-Louis. Paris, 1878.

En outre : Ouvrages classiques de Hébra, Neumann, Kaposi (trad. Doyon et Besnier), Guibout.

Raoul Kinzelbach. — De l'eczéma pilaire de la lèvre supér. Thèse inaug. Paris 1879.

Paris. — Typ. A. Parent, imprimeur de la Faculté de médecine, rue M.-le-Prince, 31. A. Davy, successeur.